Titel: Bild oben: Michal Jarmoluk/Pixabay
Bild unten: bruce mars/Pexels
Druck: Druckerei und Druckort siehe letzte Seite
ISBN: 978-3-200-07983-0
E-Mail: info@alkohol-ade.com
www.alkohol-ade.com

Gaby Guzek | Dr. med. Bernd Guzek

Alkohol adé

Der direkte Weg zurück zur Gesundheit

Dieses Buch dient ausschließlich der Weitergabe von Informationen zu den Themen Alkoholismus, Medizin, Gesundheit und Ernährung. Indem wir diese Inhalte zugänglich machen, werden keine Diagnosen oder Therapien erstellt, kein medizinischer Rat erteilt oder Heilungsversprechen gegeben. Ärztliche oder psychotherapeutische Begleitung darf nicht ersetzt werden. Die Texte sind urheberrechtlich geschützt, eine Reproduktion in Wort und/oder Schrift ist nur nach ausdrücklicher schriftlicher Genehmigung der Autoren erlaubt.

Möglicherweise ohne ärztliche Begleitung begonnene Therapieschritte fallen ausschließlich in die individuelle Verantwortung des Lesers, Autoren und Verlag übernehmen keinerlei Haftung.

Inhalt und Konzept des Buches basieren rein auf wissenschaftlichen Fakten und sind frei von jeglichen weltanschaulichen Ideologien. Unglücklicherweise spielen Nährstoffe auch im Konzept der Psycho-Sekte Scientology eine Rolle, auf missbräuchliche, irreführende und unwissenschaftliche Art. Wir lehnen das Gedankengut und die Praktiken dieser Vereinigung zutiefst ab und unterstreichen, mit dieser keinerlei Verbindung zu haben.

„Leider lässt sich eine wahrhafte Dankbarkeit
mit Worten nicht ausdrücken“

(Johann Wolfgang von Goethe in einem Brief an
Adelheid Amalia Fürstin von Gallitzin)

Wir widmen dieses Buch Peter, ohne den es wohl niemals erschienen wäre. Ungefähr 55.000 Wörter versuchen wenigstens, Danke zu sagen.

Inhalt

Vorwort von Dr. med. Ulrich Strunz

Gegen Alkohol ist ein Kraut gewachsen: Die Frohmedizin – und dieses Buch

Was viele nicht wissen: Ich habe nicht immer Fitnessbücher geschrieben. Vor vielen Jahren schwang ich die Feder für den Fressführer „Gault & Millau." In der Zeit hab ich Alkohol - nein, nein! Nicht gesoffen! - getestet. Jawohl. Getestet. Das war ernsthafte, seriöse Arbeit, gell? Und habe es genossen. In der Toskana, draußen auf der Terrasse, gekühlten weißen Wein. Hach, Glück pur.

Dumm nur, wenn das Ganze umschlägt. Wenn man plötzlich mehr und mehr und mehr Gläschen benötigt, um die gleichen Glücksgefühle zu erzielen. Sie alle kennen diesen Mechanismus der Gewöhnung.

Gemeint ist Alkoholismus. Alkohol-Abhängigkeit. Gibt es in Wahrheit gar nicht: „Hab ich voll im Griff". Wird Ihnen jeder Alkoholiker bestätigen. Laut Bundesgesundheitsministerium greifen ja 94,5 Prozent der erwachsenen Deutschen regelmäßig zum .... halt, nein: Zum Gläschen. An diesem „-chen" erkennen Sie den wahren Alkoholliebhaber. Und wissen Sie was: Als ob ich Sie nicht verstehen würde. Irgendwann dann fängt die Spirale abwärts an, sich zu drehen. In der Vergangenheit für die meisten ohne wirkliche Wiederkehr.

Das kann sich jetzt ändern. Mit diesem außerordentlich glücklichen, informativen, vernünftigen Buch in Ihren Händen. Geschrieben von einer ehemaligen Alkoholikerin, einer Wissenschaftsjournalistin. Also Fachfrau. Die sich kompetent zum Thema äußert. Die Grunderkenntnis: Alkoholismus, also Alkoholabhängigkeit, ist eine Stoffwechselstörung.

Genau so ist es. Mein Reden seit Jahren.

Dieser ganze ausgemachte Unsinn von wegen „Willensschwäche." Pustekuchen. Ich weiß gar nicht, wie viele Patienten ich in den letzten Jahrzehnten behandelt habe, die alle möglichen „Psychodiagnosen" hatten. Von Depressionen bis Hyperaktivität, viele auch mit Alkoholproblemen. Rückt man solchen Menschen die Hirnchemie gerade, geht es ihnen auch wieder gut.

Wie bitte soll ein Alkoholiker trocken und glücklich werden, wenn ihm die Nährstoffe dazu fehlen und die Hirnchemie nicht funktioniert? Eben. Ich nenne das Frohmedizin. Die beste Art der Medizin überhaupt.

Es ist toll, dass die Guzeks in diesem Buch das endlich für die vielen Betroffenen aufschreiben, die einen anderen Ansatz suchen, um vom Alkohol loszukommen. Möge auch Ihnen dieses elegante, von Fakten übersprudelnde Buch dabei helfen, den Alkohol stehen zu lassen.

Dr. med. Ulrich Strunz ist Internist und Vater der „Frohmedizin". Das ist die Überzeugung, dass es jedem so richtig gut gehen kann, wenn der Körper alle nötigen Nährstoffe dafür zur Verfügung hat. Er ist Fitnesspapst, Triathlet, Bestsellerautor und bekannt aus Funk und Fernsehen.

Vorwort von Patric Heizmann

Alkohol ist ein brutaler Nährstoffräuber – und Big Business

Nein. Ich trinke keinen Alkohol. Keinen Schluck. Schon ewig. Ich hatte einfach Glück. Glück, weil ich früh erkannte, dass Alkohol ein brutaler Nährstoffräuber ist. Glück, dass ich durch mein Umfeld früh erkannte, welche Auswirkungen er auf der zwischenmenschlichen Ebene haben kann. Dabei ist interessant zu beobachten, dass Alkohol die wohl einzige potentiell abhängig machende Droge ist, bei der durchaus gesellschaftlicher Druck entsteht, wenn dankend abgelehnt wird. Zu sehr ist er Normalität und damit akzeptiert.

Die Folgen jahrelangen Alkoholkonsums machen sich nur sehr schleichend bemerkbar. Bis es oftmals zu spät ist, aus diesem Teufelskreis zu entkommen. Weil uns dann die völlig entgleiste Gehirnbiochemie weitestgehend handlungsunfähig macht. Dieses Buch beschreibt unter anderem genau diese Wirkungen auf die Biochemie. Und wie sie wieder reguliert werden kann. Das macht den Weg zurück aus dem Zuviel erheblich einfacher.

Dabei dürfen wir nicht vergessen: alkoholische Getränke sind Big Business. Offensichtlich Grund genug, Betroffenen meist nur einseitige (psychologische) Hilfe anzubieten, aber (wie so oft) die Physiologie, die Biochemie, nicht zu berücksichtigen. Nein... vielmehr wird sie sogar bekämpft.

Dieses Buch ist das, was ich meiner großen geschätzten Community schon lange ans Herz lege: Selbstverantwortlich handeln. Und damit eine ganz große Chance erhalten, bald nicht nur keinen Alkohol mehr zu trinken, sondern noch viel mehr Leben zurückzubekommen. Als „Dankeschön“ deines Körpers. Weil er endlich das bekommt, was es so viele Jahre nicht ausreichend hatte: Nährstoffe! Bleiben Sie gesund, aber machen Sie auch was dafür.

Patric Heizmann ist Gesundheitsexperte, Bestsellerautor und wohl einer der bekanntesten Fitnesscoaches im deutschsprachigen Raum.

Warum dieses Buch entstand – oder: Mein morgendliches Murmeltier ist blau

Der Wecker klingelt, ich bin völlig gerädert. Die erste Nachthälfte verdient die Bezeichnung Schlaf nicht. Koma wäre treffender. Um drei Uhr knallwach, mit dem üblichen Herzrasen. Gedankenkarussell. Alltagsdinge pusten sich zu riesigen Angstgespenstern auf und sitzen als schwarze Krähen auf meinem Kopfkissen. Irgendwann verziehen sie sich wieder und ich schlafe ein. Zwei Stunden noch – dann muss ich raus.

Den Blick in den Spiegel beschränke ich schon lange auf einen Sekundenbruchteil. Das aufgequollene, müde Gesicht mag ich nicht sehen. Dabei ist die Fassade noch das Beste an mir. Grauer Gedankennebel umwabert meine Hirnzellen. Es reicht gerade, um die Brote für die Kids zu schmieren. Ein starker Kaffee muss her. Dringend. Mir ist schwindelig und übel. An Frühstück ist überhaupt nicht zu denken.

Verstohlener Blick in den Mülleimer. Wie viel war es denn gestern eigentlich wieder? Zu viel, so viel steht fest. Genauso fest steht: Das war es nun wirklich. Das geht so doch nicht weiter. Heute Abend trinke ich nichts mehr, das schwöre ich.

Dieser Schwur und ich, wir sind beste Freunde. Wir kennen uns schon seit Jahren. Alle 24 Stunden wiederhole ich ihn.

Natürlich habe ich die Lage völlig unter Kontrolle. Ich könnte jederzeit aufhören. Die Tage sind halt nur so anstrengend. Voll berufstätig, selbstständig, drei Kinder. Da braucht man abends schon mal was zur Entspannung. Aber auch ohne Stress gibt es immer einen Grund für einen Schluck. Im Urlaub beispielsweise, da lässt man es sich doch gut gehen. Ohne den Sundowner ist selbst der Sonnenuntergang von Santorin nur die halbe Miete. Dieses Bild habe ich heute noch auf meinem Handy: Die abendliche Märchenkulisse, meine Füße ragen aus dem privaten Pool unseres Appartements. Im Bildzentrum: ein gut gefülltes Weinglas. Der ultimative

Wohlfühl-Beweis. Heute empfinde ich das Glas eher als Fotobombe. Die Caldera ertrinkt im Abendrot – ich im Rotwein. Erst Alkohol adelt die überirdische Schönheit dieses Fleckchens Erde.

Ich habe die Lage natürlich trotzdem voll im Griff, das ist sicher. Genauso sicher ist es noch niemandem aufgefallen, wie viel ich eigentlich wirklich trinke. Die Kinder merken zwar, dass ich viel zu oft schon um acht auf dem Sofa einschlafe, aber das ist ja auch plausibel. Ich arbeite halt viel und bin müde. Okay, mein Mann ist ein anderes Thema. Der reibt mir mein Pensum schon regelmäßig unter die Nase. Aber ich bin ja schlau und deshalb dazu übergegangen, mindestens eine Reserveflasche im Haus zu haben. Wenn die leer ist, habe ich so meine Tricks, sie unauffällig zu entsorgen. Genauso wie die Nachschub-Beschaffung. Man muss halt aufpassen, dass es in den Einkaufstüten nicht allzu laut klappert. Mitgenommene Geschirrtücher zum Einwickeln regeln das. Daheim schützt ein „Lass nur, Schatz, ich räum das schon ein" vor unangenehmen Fragen.

Trinken wir nach dem Abendessen etwas, habe ich meistens schon vorher meinen Küchenwein gekippt. Das ist nichts Schlimmes, das hat Biolek auch immer gemacht. Aber nur eine Flasche zu zweit für den ganzen Abend, das reicht mir nicht. Alles nur zur Entspannung, klar. Deshalb macht sich die Zweitflasche ganz hinten im Küchenschrank doch gut. Im Laufe des Abends daraus noch was nebenbei und die Menge passt. Gehen wir abends aus, sind diese Extravorräte zum stillen Vorglühen praktisch. Dann kann man in etwa das Gleiche trinken wie der Rest der Runde, ohne groß aufzufallen.

Heute weiß ich, dass diese ach so schlau erdachten Geheimvorräte auch in Millionen anderer Küchenschränke stehen. Dabei hielt ich sie für eine absolut geniale, einzigartige Idee.

Die Meisterin des Bullshit-Bingo

Alkoholiker-Bullshit-Bingo ist das dämlichste Spiel der Weltgeschichte: Es gibt nur einen Mitspieler, trotzdem dauert es Jahre, manchmal Jahrzehnte. Noch blöder: Niemand hat es je gewonnen. Ich spielte es schon in der Meisterklasse. Natürlich wusste jeder, dass ich zu viel trinke. Und natürlich hatte ich das alles nicht mehr im Griff. Es hat lange gedauert, bis ich das endlich akzeptierte. Ich bin keine Alkoholikerin. Ich doch nicht. Ich bin glücklich, habe eine wunderbare Familie, ein gutes Einkommen, bin beruflich erfolgreich.

Alkoholiker? Das sind die zusammengesunkenen Gestalten vor dem Hauptbahnhof. Sie waren meine morgendliche Bestätigung, wenn ich den ersten ICE erwischen musste, um rechtzeitig zum Termin in Frankfurt zu sein. Egal, wie miserabel ich mich fühlte, wie sehr mein Kopf auch hämmerte und wie verquollen die Augen waren – mit den Menschen, die dort saßen, hatte ich nichts gemein. Ich eilte ja mit einer schicken Laptop-Tasche auf Pfennigabsätzen zum Geschäftstermin. Auf dem Rückweg war ein Besuch im Bordbistro Standard. Zur Entspannung. Die Alkoholiker saßen abends immer noch vor dem Haupteingang. Gott sei Dank hatte das ja alles nichts mit mir zu tun. Ich war das, was man einen funktionierenden Alkoholiker nennt. Aber das habe ich erst viel später herausgefunden.

Beim Thema Alkohol klafft eine Riesenlücke zwischen den gängigen Klischees und den harten Fakten. Über 10 Millionen Menschen allein im deutschsprachigen Raum haben ein Alkoholproblem. Zahlenmäßig sind das die Einwohner der Städte Berlin, Köln, Hamburg, München, Wien, Salzburg, Zürich und Basel zusammen.

Alkoholiker sind intelligent, erfolgreich und einkommensstark

Die meisten Alkoholiker sind intelligent, haben ein gutes bis sehr gutes Einkommen und einen gehobenen Sozialstatus. So steht es im „Alkoholatlas“, den die deutsche Bundesregierung erstellen ließ. Immerhin: Allein war ich also nicht.

Ähnliche Erhebungen gibt es aus anderen Ländern, im Prinzip gilt dies für die gesamte westliche Welt. Ein Engländer beispielsweise, der 40.000 Pfund pro Jahr verdient, trinkt mit einer doppelt so hohen Wahrscheinlichkeit zu viel Alkohol wie jemand aus unteren Einkommensschichten. Von einzelnen Berufsgruppen weiß man, dass ihre Vertreter besonders oft zur Flasche greifen. Ganz vorn dabei: Ärzte und Lehrer.

Der Engländer Craig Beck hält Seminare zum Alkoholausstieg. Über 100.000 Menschen haben ihm bereits zugehört. Er stellt fest: „Jeder Einzelne von ihnen war intelligent. Jeder, den ich treffe, ist hochfunktional und höchst erfolgreich. Ich habe Millionäre getroffen. Menschen, die mit mehreren eigenen Unternehmen erfolgreich sind, ich habe Arbeitgeber getroffen, die mehrere Zehntausend Menschen beschäftigen. Alle hatten dasselbe Problem: Sie kamen einfach nicht mehr vom Alkohol los."

Ich habe mich auch auf YouTube umgesehen. Ich habe Videos über Menschen jeden Alters gefunden. Unternehmer, Sport- und Fernsehpromis, Hausfrauen oder Handwerker. Alle sprechen vor der Kamera offen über ihre Alkoholprobleme. Auf unserer Website www.alkohol-ade.com/videos habe wir Ihnen einige Links dazu zusammengestellt.

Eines schönen Tages googelte ich dann das erste Mal. Nur so ganz unverbindlich. Wollte ja nur mal schauen. „Habe ich ein A...?" Den Rest brauchte ich nicht mal mehr zu tippen. Scheint ein paar mehr Leute zu interessieren, ob sie ein Alkoholproblem haben. Die Suche landet deutlich vor „Habe ich ein Abo auf dem Handy?". Bei „bin ich A...?" rätseln allerdings offenbar noch mehr Menschen: „Bin ich attraktiv?" Kann man ja auch verstehen. Fraglich allerdings, ob Google darauf die Antwort kennt.

Anders als auf die Frage, ob man ein Alkoholproblem hat. Die Antwort fiel für mich leider ziemlich eindeutig aus. Das Gute ist aber: Es gibt im Internet unendlich viele Selbst-Tests. Auf der Suche nach dem Persilschein kann man so lange suchen, bis man den passenden findet.

Als Wissenschaftsjournalistin fand ich es allerdings frappierend, dass es offenbar keine handfesten Kriterien für Alkoholismus gibt. Die Tests unterschieden sich alle, manchmal sogar ziemlich krass. Einer fragte mich, ob ich bereits morgens trinken würde und ob mir ohne Alkohol die Hände zittern. Erleichtert konnte ich verneinen. Ein anderes beliebtes K.-o.-Kriterium: „Trinken Sie allein?“ Klare Antwort: „Nein!“ (Der Hund war ja immer da). Damit war das Thema erst mal wieder erledigt.

Sag ich doch: Ich habe kein Alkoholproblem. Ich trinke nur zu viel.

Sehr viel später habe ich aber eines gelernt. Sobald man sich fragt, ob man ein Alkoholproblem hat – dann hat man auch eins. Eigentlich weiß man es schon, der Selbstbetrug ist nur so perfektioniert. Ich gehe davon aus, dass Sie dieses Buch nicht wegen seines schönen Covers gekauft haben. Somit kann ich Ihnen ins Ohr flüstern: Sehr wahrscheinlich sind wir schon zu zweit. Aber vielleicht wissen Sie das ja schon. Oder Sie sind Angehöriger.

Gehen wir also mal davon aus, Sie haben ein Alkoholproblem. Ob das so ist, verrät Ihnen unser Test, den Sie auf unserer Website anonym machen können: https://www.alkohol-ade.com/test.

„Ich habe ein Alkoholproblem“, das konnte ich nach einiger Zeit dann doch hinausquetschen. Jedenfalls gedanklich. Probleme lassen sich ja lösen, in der Regel liegt das in der eigenen Hand. „Ich bin Alkoholikerin“ aber – das ging irgendwie gar nicht. Daran hinderte mich nicht mal mehr so sehr der Gedanke an die armen Gestalten vor dem Hauptbahnhof. Vielmehr störte mich die Aussicht, dieses Etikett lebenslang mit mir rumzutragen. Laut Lehrmeinung ist man ja selbst dann noch Alkoholiker, wenn das letzte Glas schon Jahrzehnte zurückliegt. Dann heißt man „trockener Alkoholiker“. Warum eigentlich? Es gibt doch auch keine „trockenen Raucher“ oder „trockene Heroinsüchtige“. Letztere adelt man im Gegenteil sogar mit dem Etikett „clean“.

Einmal am Alkohol kleben geblieben – lebenslang krank. Egal, ob man noch trinkt oder nicht. Eine Jammertal-Perspektive, fand ich. Ich will aber nicht lebenslang krank sein. Ich will wieder gesund werden. So gesund, wie ich es vor den alkoholgetränkten Jahren war. Auch will ich mich nicht noch nach Jahren vor eine Selbsthilfegruppe stellen und sagen: „Ich bin Alkoholikerin.“

Als Wissenschaftsjournalistin guckte ich mir natürlich auch an, wie man Menschen mit Alkoholproblemen helfen will, davon wieder wegzukommen. Mein Frust wuchs ins Unendliche. Der Standard: körperliche Entgiftung, danach Langzeittherapie und lebenslanger Besuch einer Selbsthilfegruppe. Erfolgsquote: miserabel. Etwa einer von fünf schafft es so, die Finger langfristig vom Glas zu lassen.

Ich war mir sicher, noch nicht so stark abhängig zu sein, dass ich einen Entzug in der Klinik brauchen würde. Langzeittherapie? Unmöglich. Allein zeitlich – drei Kinder, selbstständig, beruflich voll eingespannt? Ein klares Nein. Und außerdem: Körbchenflechten und Specksteinschnitzen fand ich schon in der Schule doof.

Stopp! Bevor Sie jetzt innerlich feixend applaudieren – ich habe jetzt bewusst mal ganz tief in die Kiste mit Vorurteilen gegriffen. Bitte legen Sie diese ab – genau wie ich. Ob jemand in die Klinik zur Entgiftung muss oder nicht, das ist überhaupt nicht leicht zu entscheiden. Allein und kalt zu entziehen birgt – je nach Abhängigkeitsgrad – große Risiken. Ich war in einer besonderen Situation: Mein Mann ist Arzt. Hätte ich mich getäuscht und es wäre doch zu körperlichen Entzugserscheinungen gekommen, hätte er fachkundig eingegriffen. Im Extremfall kann ein kalter Entzug auch tödlich enden. Witzig geht wirklich anders.

Zweitens: Eine Langzeittherapie bietet natürlich mehr als Malen, Basteln und Stuhlkreis. Das habe ich aber erst später von Menschen gehört, die sie absolviert haben und denen sie geholfen hat. Ich habe mich wie gesagt dagegen entschieden – und es hat bei mir auch ohne geklappt.

Was ich über Hilfen zum Alkoholausstieg erfahren konnte, hinterließ anfangs trotzdem mehr Fragezeichen als Antworten. Denn vieles passte nicht zu dem, wie ich mich selbst wahrnahm. Ich hatte nie das Gefühl, mein ständiger Drang zum Glas hätte etwas mit meiner Psyche zu tun. Mir ging es ja gut. Ich musste mir keinen Kummer wegschwemmen oder Mut antrinken, Freunde hatte ich genug und glücklich war ich auch. Ich konnte trotzdem nicht aufhören.

Ich war mir sicher: Das lag nicht an meinem zu schwachen Willen. Im Gegenteil. Ich bin ein sehr willensstarker Mensch, Durchsetzung ist mein zweiter Vorname.

Nur beim Wein, da klappte das nicht.

Für mich fühlte sich das körperlich an. Etwa so, wie meine zuckerkranke Schwiegermutter ihren übermächtigen Drang nach Schokolade, Kuchen und Co beschrieb. Diabetiker hecheln dem Zucker ja auch nicht hinterher, weil sie ein „Psychoproblem" haben. Das hat handfeste medizinische Gründe. War da vielleicht eine Parallele?

In drei Etappen zurück zur Gesundheit

Ich bin nicht umsonst seit 30 Jahren Medizin- und Wissenschaftsjournalistin. Meine Neugier war geweckt – und jetzt hatte ich den besten Recherchegrund überhaupt: Ich war auf der Suche nach Hilfe für mich selbst. Mein Mann ist Arzt und ebenfalls Wissenschaftsjournalist. Gemeinsam begannen wir zu recherchieren. Wir haben uns mehr als vier Jahre durch Fachliteratur gefräst. Was ist Alkoholsucht wirklich? Was passiert da im Körper? Wie schafft es Alkohol, mich so ans Gängelband zu nehmen? Unsere Ergebnisse stehen in diesem Buch. Sie lauten:

⇨ Der Drang zum Alkohol ist eine körperliche Erkrankung. Die Unterscheidung „psychisch abhängig" und „körperlich abhängig" ist genau genommen falsch. Bekommt man die Finger nicht vom Glas, hat das keine psychologischen Gründe. Die Triebfeder liegt in Nervenbotenstoffen, deren Balance der Alkohol aus der Bahn geworfen hat.

  Es ist von Anfang an eine körperliche, biochemische Abhängigkeit. Die sogenannte psychische Abhängigkeit ist eigentlich nur die Soft-Version der sichtbaren körperlichen Abhängigkeit. Eigentlich ist Alkoholsucht eine Art Stoffwechselerkrankung. Warum, das erklärt Ihnen dieses Buch.

Sie werden verstehen, dass nicht Ihre „Psyche" nach Alkohol schreit, sondern dass Ihr Drang zum Glas rein medizinische Gründe hat. Als ich das verstanden hatte, fiel mir ein Stein vom Herzen, denn damit konnte ich viel besser umgehen. Wer sich das Bein bricht, beschimpft ja auch nicht die eigene Psyche dafür, dass er nicht gehen kann. Es ist wie mit Asthma, Diabetes oder Rheuma: Wer die eigene Krankheit genau versteht, kann am besten dagegen angehen und sie am Ende besiegen. Wenn Sie das erste Buchkapitel gelesen haben, wird es Ihnen mit dem Alkohol so gehen.

- ⇨ Alkoholsucht ist eine handfeste medizinische Erkrankung. Man kann dem Körper helfen, sich davon wieder zu erholen. Hilfe zur Selbsthilfe heißt das Stichwort. Der Schlüssel waren für mich Nährstoffe. Vitamine, Mineralstoffe, Spurenelemente und Aminosäuren haben den Drang zum Alkohol in den Flüstermodus geschickt. Dafür waren aber Dosierungen nötig, die über die Ernährung nicht zu erreichen sind – ich habe diese Nährstoffe als Tabletten, Pulver und Shakes zu mir genommen. Wir schildern in diesem Buch, welche Nährstoffe dies waren.

- ⇨ Der Alltag kann natürlich nicht so bleiben, wie er mit Alkohol war. Die Versuchung lauert an jeder Ecke, man braucht Tricks und Tipps für das Leben in unserer alkoholgeschwängerten Gesellschaft. Sie sind gerade im Notfall Gold wert und machen es leichter, „Nein" zu sagen.

Auch wenn Sie bereits abstinent leben, sich trotzdem aber nicht wirklich wohl in Ihrer Haut fühlen, ist dieses Buch für Sie sicherlich hilfreich. Denn leider kehrt mit dem Abschied vom Alkohol nicht immer automatisch auch die volle Gesundheit zurück. Nicht nur sogenannte „psychische" Symptome bleiben oft übrig, sondern auch handfeste Beschwerden wie Muskelschmerzen, Magen-Darm-Probleme oder Herzrhythmusstörungen. Die Ursache hierfür kann ebenfalls ein Riesenmangel an Vitaminen, Mineralstoffen und Co sein.

Vieles mag Ihnen zunächst ungewöhnlich erscheinen. Immerhin entspricht es oft nicht dem, was allgemein über Alkoholabhängigkeit gesagt und geschrieben wird. Sie können sich aber darauf verlassen, dass wir ganz fest auf dem Boden der aktuellen Wissenschaft stehen. Unsere Literaturliste mit Fundstellen aus der internationalen Forschung finden Sie auf unserer Website www.alkohol-ade.com/literatur.

„Akohol adé“ ist das erste deutschsprachige Buch, das die Zusammenhänge der Alkoholabhängigkeit so genau aufarbeitet und sie allgemeinverständlich zusammenfasst. Ein Schwerpunkt des Buches sind Nährstoffe, also Vitamine, Mineralstoffe und Co – und wie sie beitragen können, schneller und erfolgreicher aus dem Alkohol auszusteigen. Aber auch wenn Sie diesem Aspekt skeptisch gegenüberstehen, kann Ihnen dieses Buch sehr helfen. Die Begleitung durch Nährstoffe ist ein „Kann“ und kein „Muss“. Sie kommen auch schon ein Riesenstück weiter, wenn Sie im ersten Teil genau verstehen, wie der Alkohol Sie in den Griff bekommen hat und die Tipps aus dem dritten Teil im Alltag umsetzen.

Unser Buch bietet geballtes Wissen. Wir gucken tief hinein in Wissenschaft und Medizin. Das Ganze ist locker und verständlich verpackt. Trotzdem kann es sein, dass Ihnen mal etwas unklar bleibt. Dann fragen Sie uns einfach. Auf unserer Website www.alkohol-ade.com finden Sie nicht nur zusätzliche Informationen rund um das Thema, sondern auch ein Leserforum. Dort können Sie sich mit anderen austauschen und auch uns Ihre Fragen stellen. Bitte beachten Sie, dass wir Autoren dort keine individuelle medizinische Beratung bieten oder Therapievorschläge geben.

Bevor wir in den ersten Teil einsteigen, einigen wir uns noch auf ein Detail. Ich benutze oft auch den Begriff „Alkoholiker“. Das macht das Schreiben einfacher. Wenn ich mich jedes Mal stilistisch um diesen Begriff herumdrücken muss („Menschen, die zu viel Alkohol trinken“ oder „wer die Finger nicht vom Glas bekommt“), wird das alles nicht gerade lesbarer. Das nur, damit Sie als Leser keinen Schreck bekommen und innerlich auf Abwehr gehen.

Ich selbst habe mit dem Begriff meinen Frieden geschlossen. Warum auch nicht. Laut offizieller Definition ist Alkoholiker, wer seinen Konsum nicht mehr kontrollieren kann. Das traf klar auf mich zu. Einige Betroffene trinken täglich – wenn auch vielleicht nicht bis zur Besinnungslosigkeit und auch „nur“ abends. Andere geben sich nur am Wochenende die Kante, dafür aber bis ins Koma.

Allen aber ist gemein: Trotz besserer Vorsätze bleibt es nie beim ersten Glas.

Ich bin ziemlich sicher, dass dies irgendwie auch auf Sie zutrifft. Sonst hätten Sie nicht dieses Buch in der Hand. Es sei denn, Sie sind Angehöriger. Also einigen wir uns bitte darauf, dass mit dem Wort „Alkoholiker“ auch Sie gemeint sind, ja? Es hört uns ja keiner zu.

I. Teil:

Alkoholismus ist eine körperliche Erkrankung

Die Forschung über Alkoholmissbrauch und Abhängigkeit füllt ganze Bibliotheken. Wissenschaftler haben einen tiefen Blick in den Stoffwechsel von Alkoholikern geworfen und herausgefunden, wo dieser klemmt. Sie haben Gehirn-Aufnahmen von Alkoholikern gemacht und riesige Unterschiede zu Gesunden gefunden.

Genetiker haben sich bis ins Erbgut von Trinkern vorgearbeitet. Hirnforscher konnten zeigen, dass die Hirn-Nerven von Alkoholikern ganz anders gepolt sind als die von Gesunden – und wie Alkohol deren Denken und Gefühle kapert. Die Beweise sind erdrückend: Alkohlabhängigkeit ist eine rein körperliche Erkrankung. Mit der Psyche hat das Ganze nur sehr wenig zu tun.

Die psychologisierte Gesellschaft

„Wir sind eine psychologisierte Gesellschaft", konstatiert Peter-André Alt, ehemaliger Präsident der Freien Universität Berlin. Alles wird heute mit der Psyche erklärt. Ehestreit, Burnout, Alkoholsucht oder Depressionen – für alles ist der Psychologe und Psychiater zuständig. „Blanker Unsinn", schießt der Amerikaner Dr. Daniel Amen dagegen.

Er sieht das Ganze pragmatischer. Im Laufe seines Berufslebens hat er mehr als 150.000 Aufnahmen von Gehirnen sogenannter psychisch Kranker gemacht – darunter auch viele Alkoholiker. Sein Fazit: „Wenn dein Gehirn richtig funktioniert, funktionierst auch du richtig. Wenn dein Gehirn Probleme hat, dann hast du auch welche in deinem Leben."

Amen kenn das Geschäft sozusagen von beiden Seiten: Er ist Psychiater und Radiologe. Sein boshafter Seitenhieb: „Psychiatrie ist die einzige medizinische Disziplin, die niemals das Organ betrachtet, das sie behandelt.

Jeder andere Facharzt tut das. Kardiologen, Neurologen, Gastroenterologen – alle sehen sich das genau an. Nur der Psychiater nicht. Der behandelt seine Patienten immer noch nur aufgrund von Verdachtsmomenten und Symptomen.“ Das alles sei nicht besser als ein Ratespiel. Dabei gäbe es diese Möglichkeit heute ja, wettert Amen. Die Psychiater würden sich nur aktiv dagegen wehren. „Diese Gehirnaufnahmen seien etwas für die Forschung, aber nicht für die Diagnostik von Patienten“, hätte er oft genug gehört.

Gucken wir uns mal an, was Amen meint. Die ersten 30 Tage ohne Alkohol sind für einen Trinker oft eine besonders bittere Zeit. Er fühlt sich niedergeschlagen, gefrustet oder antriebslos.„Alles Psyche“, erzählt man heute den frisch Trockenen. Der Wunsch, wieder zu trinken, käme genau daher. Eine Verhaltenstherapie soll helfen.

Dabei gibt es von frisch Trockenen Gehirnaufnahmen, die eine ganz andere Sprache sprechen. Auf unserer Website www.alkohol-ade.com/gehirn finden Sie eine solche Aufnahme. Sie zeigt die Gehirnaktivität eines Trinkers nach 10 Tagen ohne Alkohol, nach drei Wochen und nach 30 Tagen. Sie werden sehen: Am Anfang ist das Gehirn wie ausgeknipst. Mit jeder Woche steigt die Aktivität – und damit logischerweise auch das Wohlbefinden des Betroffenen.

Das Fiese daran: Ein Glas Alkohol würde im dämmernden Gehirn sofort ein wahres Feuerwerk entfachen. Weil der Alkohol auf Knopfdruck die Hirn-Aktivität zurückbringt. Ist es Willensschwäche, da nicht „Nein“ sagen zu können? Treibt da eine nebulöse „Psyche“ zum nächsten Glas? Wohl kaum. Das ist ein sichtbares, knallhartes und körperliches Problem.

Ich frage mich, warum man das den Betroffenen nicht genau so erklärt. Diabetiker, Rheumatiker, Asthmatiker – alle unterrichtet man möglichst genau über ihre Krankheit, damit die Betroffenen gut mitarbeiten können, wenn es ums Gesundwerden geht. Nur Alkoholiker lässt man nach wie vor in dem Glauben, aufzuhören sei am Ende doch eine reine Willenssache. Alkoholismus ist aber keine „psychische Erkrankung“. Diabetes heilt man ja auch nicht auf der Couch.

Der Medizinbetrieb ist ein verknöcherter Verein

Die Medizin geht nicht gerne neue Wege, das ist bei der Behandlung von Alkoholikern nicht anders. „Haben wir schon immer so gemacht" ist unter Ärzten ein schlagkräftiges Argument. Auch die miese Erfolgsquote der gängigen Alkoholikerbehandlung ändert daran nichts. Nur einen von fünf holt man aus der Abhängigkeit. Ein Chirurg, der nur jeden fünften Patienten erfolgreich operiert, wäre für jede bessere OP-Methode dankbar. Bei der Sucht nimmt man die niederschmetternden Ergebnisse achselzuckend hin.

Es dauert in der Medizin sehr lange, bis alte Zöpfe fallen und sich neue Erkenntnisse oder bessere Behandlungsmethoden durchsetzen. Hauptgrund ist die fast mittelalterliche Hierarchie im Medizinbetrieb. „Was der Chef sagt, das stimmt - und da wird auch nicht dran gerüttelt", ist eine eherne Regel. Wäre sich ein Kreis von grauhaarigen Ärzte-Eminenzen einig: „Die Erde ist eine Scheibe", dann würde kein Jung-Doktor dagegen das Wort erheben - jedenfalls nicht, bis er nicht selbst eine gewisse Stufe auf der Hierarchie-Leiter erreicht hat. Er würde sonst seine Karriere gefährden.

Es gibt den boshaften Spruch, der medizinische Fortschritt müsse sich biologisch entwickeln. Gemeint ist: Ärzte-Chefs müssen erst wegsterben (oder mindestens in Rente gehen) bevor der Weg für neue Behandlungsmethoden frei wird. Die Medizingeschichte steckt voller Beispiele, bei denen sich die Ärzteschaft lange an alte Ideen klammerte, obwohl die Forschung es schon besser wusste. Magengeschwüre beispielsweise galten früher als seelische Erkrankung, die Patienten landeten auf der Psycho-Couch - ohne dadurch ihr Geschwür loszuwerden. Viele starben an inneren Blutungen, anderen musste der Magen komplett entfernt werden. Trotzdem beharrte die Medizinwelt darauf: Magengeschwüre „kommen aus dem Kopf".

1983 entdeckten Robin Warren and Barry Marshall das Bakterium Helicobacter pylori als Ursache für Magengeschwüre. Die Ärztewelt hätte erleichtert aufatmen müssen. Immerhin verschwindet der Keim durch simple Antibiotika und mit ihm die Geschwüre. Eine einfache und wirksame Therapie. Doch weit gefehlt, dass man sich über eine neue Behandlungsmethode freute. Ganz im Gegenteil: Ein Sturm der Entrüstung brach los.

Warren und Marshall hatten es gewagt, als medizinische Nobodys ein Dogma infrage zu stellen. Für die Fachwelt stand fest: Im Magen leben keine Bakterien. Punkt. Der Gegenwind war so stark, dass die beiden Forscher ihre Entdeckung nur unter größten Schwierigkeiten veröffentlichen durften. Doch auch danach kümmerte sich einfach niemand darum. Die Fachwelt ignorierte die neuen Erkenntnisse. Die beiden Wissenschaftler blieben stur und Marshall griff zum Selbstversuch: Er schluckte Helicobacter-Keime, bekam prompt ein Magengeschwür und heilte es mit Antibiotika.

2005 erhielten Warren und Marshall den Nobelpreis für Medizin. Man muss es sich auf der Zunge zergehen lassen: Obwohl die Fakten auf dem Tisch lagen, dauerte es mehr als 20 Jahre, bis Magengeschwür-Patienten endlich mit Antibiotika behandelt wurden.

Follow the money

Ein Bremsklotz für neue Therapien ist auch das liebe Geld. Das trifft besonders auf die Behandlung von Suchtpatienten zu. Die gängige Alkoholismus-Therapie ist auch Big Business. Gucken wir mal über den großen Teich - denn von dort kommen zumeist die Standards für die Medizin in Europa. In den USA liegen die durchschnittlichen Kosten für eine Behandlung in einer Alkoholklinik bei 400 bis 900 Dollar pro Tag, einen Monat müssen die Betroffenen mindestens bleiben, viele Programme laufen aber auch über ein Vierteljahr. Kosten: bis zu 58.0000 Dollar. Für eine ambulante Therapie rechnen die Institute 100 bis 500 Dollar pro Sitzung ab - und diese können sich über Jahre hinziehen, eine Sitzung pro Woche ist die Regel. Hinzu kommen noch 5.000-7.000 Dollar für eine eventuelle stationäre Entgiftung.

Jährlich erhalten ca. 1,4 Millionen Amerikaner eine solche Behandlung. Setzt man pro Betroffenen durchschnittlich 40.000 Dollar Behandlungskosten an (wobei das nur ein grober Mittelwert ist), klingeln bereits 56 Milliarden Dollar in der Kasse - jedes Jahr aufs Neue. Ein Multimilliarden-Business mit steigender Tendenz. Wachstumsmarkt nennt das die Finanzwelt und reibt sich die Hände. Schon längst hat sie den Markt für sich entdeckt. Seit 2014 kaufen so genannte Private-Equitiy-Firmen gezielt amerikanische Suchtkliniken auf, um sie in einer großen Kette zu vereinen und den Profit zu maximieren. So kaufte allein der Konzern Acadia Healthcare innerhalb von nur sechs Jahren 579 Kliniken. Auch im deutschsprachigen Raum geben die Krankenkassen jährlich zig Milliarden aus, um Alkoholiker zu behandeln. Auch bei uns gibt es eine ganze Therapieindustrie nur dafür. Kliniken, Ärzte, Psychologen, Sozialtherapeuten – Alkoholismusbehandlung ernährt Zehntausende. Viele Patienten kommen immer wieder, eben weil die Behandlung langfristig so wenig erfolgreich ist. „Drehtür-Patienten" nennt man sie. Eine sichere Einkommensbasis. Welches Interesse an kürzeren und effektiveren Therapien sollte es also geben?

Auch die Pharmaindustrie spielt natürlich in diesem Spiel eine Rolle. Allerdings ist sie nicht der böse Bube, als der sie so gerne hingestellt wird. Schon seit vielen Jahren forscht sie an Substanzen, die Alkoholismus heilen sollen, einige sind bereits auf dem Markt. Ein Beweis mehr übrigens, worin die eigentliche Ursache dieser Sucht liegt: im Stoffwechsel, in der Biochemie. Sonst würden die Pharmafirmen nicht Millionen in die Forschung stecken.

Allerdings hat Big Pharma es auch nicht leicht. Alkohol wirft den Stoffwechsel so gründlich aus der Bahn, dass eine einzige Pille niemals alles auf einmal wieder ins Lot bringen kann. Interessanterweise basieren übrigens viele pharmazeutische Anti-Alkohol-Präparate auf Nährstoffen, also auf Vitaminen, Mineralstoffen oder Eiweißbestandteilen. An diesen haben Forscher im Labor ein wenig herumgespielt und ein neues Molekül erschaffen, das sich patentieren und mit dem sich deshalb ordentlich Geld verdienen lässt. Auf die zu Grunde liegenden Nährstoffe hingegen gibt es keine Patente – die kann man in vielen Fitness-Läden oder bei Amazon frei kaufen. Wir kommen später noch mal darauf zurück.

Wie der Alkohol unser Denken kapert

Warum laufen viele Alkoholiker direkt nach dem Entzug zur nächsten Tankstelle, um sich wieder ein Bier zu holen? Warum sagen sich viele

Menschen im Brustton der Überzeugung: „Das ist mein letztes Glas, ab morgen trinke ich nichts mehr" – nur, um es am nächsten Tag zu wiederholen? Habe ich ja auch. Jahrelang.

Ich weiß jetzt: Wir sind nicht willensschwach. Der Alkohol hat unsere Hirnchemie gekapert. Alkohol manipuliert die Biochemie in unserem Kopf und stört den Funkverkehr in unserem Gehirn. Er pfuscht Botenstoffen ins Handwerk, die dafür zuständig sind, dass wir Glück empfinden, etwas lernen oder uns entspannen können. Genau das schauen wir uns jetzt genauer an.

Belohnung, Sehnsucht, Freude, Trauer, Schreck, Erinnern und Vergessen. Unser Gehirn ist die Schaltzentrale für Gefühle und Denken. Es klingt ernüchternd, aber all das basiert auf reiner Chemie. So fremd ist Ihnen das wahrscheinlich aber gar nicht. Sicherlich haben Sie schon vom Glücksbotenstoff Serotonin gehört. Davon haben Depressive meist zu wenig und sind deshalb niedergeschlagen und antriebslos. „Adrenalin pur" hingegen jagt uns den Schreck in die Glieder und den Puls nach oben. Genau von solchen Substanzen wie Serotonin oder Adrenalin ist die Rede. Sie heißen Nervenbotenstoffe oder auch Neurotransmitter. Ohne sie läuft in Körper und Oberstübchen gar nichts. Gäbe es sie nicht, hätten wir keine Gefühle, keine Erinnerung und könnten uns auch nicht bewegen.

Bislang kennt die Forschung etwa 100 Nervenbotenstoffe, von denen jeder eine spezielle Aufgabe im Körper erfüllt. Sind unsere Neurotransmitter ausbalanciert, läuft alles reibungslos und es geht uns gut. Alkohol aber zerstört diese chemische Harmonie. Wir schauen jetzt noch ein wenig genauer hin, damit Sie verstehen, wo und wie der Alkohol seine fatale Wirkung entfaltet.

Nervenbotenstoffe, die chemischen Gefühlskuriere

Unsere Nerven sind keine durchgehenden Kabelstränge. Gäbe es nur Info-Direktverbindungen quer durch den Körper (etwa „Gehirn an Daumen", „Gehirn an kleinen rechten Zeh", „Gehirn an linkes Knie" und so fort) wäre der dazu nötige Nerven-Kabelbaum wohl so dick wie eine tausendjährige Eiche – und wir entsprechend breit. Eher unpraktisch, das Ganze.

Die Natur hat eine sehr platzsparende Lösung erfunden. Nerven haben immer nur eine bestimmte Länge. Das Nervende verzweigt sich wie ein Ast. So entstehen aus einem Nerv ganz viele Enden. Diese können sich mit anderen Nervenden chemisch verkoppeln. Allein unser Gehirn besteht aus ca. 90 Milliarden Nervenzellen. Zwischen ihnen und ihrem unmittelbaren Nerv-Nachbarn klafft ein winziger Spalt, so klein, dass man ihn mit bloßem Auge nicht mal erkennt. Diesen Spalt nennt man Synapse. Knapp eine Billiarde (das ist kein Schreibfehler) Synapsen hat allein unser Gehirn.

Informationen laufen im Nerv wie in einem Stromkabel. Durch den Nerv sausen winzige elektrische Spannungen. Am Nerven-Ende angelangt, muss dieser elektrische Impuls den Spalt zum nächsten Nerv überwinden. Anders können die Information nicht weiterfließen.

Stellen Sie sich die Situation am Nerven-Ende bildlich so vor: Da steht ein Kurier an einer Kaimauer, seine Info muss ans andere Ufer. Deshalb braucht er einen schwimmenden Nachrichten-Überbringer. Genau diesen Fährmanns-Job übernehmen Nervenbotenstoffe.

Diese Neurotransmitter sind die Informations-Transportschiffchen im kleinen Spalt zwischen zwei Nervenzellen. Gelangt ein elektrischer Impuls ans Ende einer Nervenzelle, kickt er einen Neurotransmitter los. Dieser schwimmt durch den Nerven-Zwischenspalt, dockt am nächsten Nerv wieder an und lädt dort seine Information ab. Diese flitzt dann im nächsten Nerv elektrisch weiter. Diese Information kann lauten „Achtung, Gefahr!" oder auch „alles cool, entspannt euch Jungs". Da jeder Nerv durch seine Verästelung am Ende enorm viele Nachbarn hat, entsteht so ein ganzes Informationsnetzwerk.

Natürlich muss der Körper dieses chemische Kuriersystem straff organisieren. Würden knapp 100 verschiedene Nervenbotenstoffe in unserem System unkontrolliert herumwerkeln, bräche das schiere Chaos aus. Wenn sie nicht gebraucht werden, parken die Nervenbotenstoffe in Zellen am Ende eines Nervenstrangs. Erst wenn ein Neurotransmitter loslegen soll, darf er seinen Parkplatz verlassen und im Spalt zwischen den Nerven schwimmen. Er dockt am am nächsten Nerv an und übermittelt so seine Information. Damit stellt der Körper sicher, dass nur die Botenstoffe auf Reisen gehen, die gerade gebraucht werden. Nervenbotenstoffe sind im Idealfall immer in einer ausgewogenen Mischung unterwegs.

Jeder dieser chemischen Kuriere hat nicht nur seinen speziellen Parkplatz im Nerv. Hat er ihn verlassen und wandert durch den Nerven-Zwischenspalt, wartet auf der anderen Seite eine ganz spezielle Andockstelle auf ihn, der Rezeptor. Man kann sich diesen vorstellen wie einen speziellen Liegeplatz im Hafen. Jeder Nervenbotenstoff hat seine eigene Andockstelle, seinen Rezeptor, an den nur er passt. Durch dieses von der Natur fein austarierte System trampelt nun der Alkohol und bringt so ziemlich alles durcheinander. Er produziert ein Informationschaos und hinterlässt ein Trümmerfeld.

Himmelhoch jauchzend, zu Tode betrübt: die Macht unserer Hirnchemie

Nervenbotenstoffe sind die Champions unserer Gefühlswelt. Jeder Neurotransmitter hat seinen eigenen Job. Der eine bringt uns Glücksgefühle, der andere Gelassenheit, wieder ein anderer versetzt uns in Angst und Schrecken. Zugegeben: Es klingt ein wenig befremdlich, dass reine Chemie ausmachen soll, was wir als unsere Psyche bezeichnen. Wo die Chemie aufhört und unser Geist anfängt – das mag irgendwann die Wissenschaft herausfinden. Fakt ist aber, dass Neurotransmitter unsere Gefühlswelt bestimmen.

Normalerweise ist unsere Hirnchemie ausgewogen, die einzelnen Botenstoffe halten sich gegenseitig in einer feinen Balance. Nun gibt es aber Substanzen, die manipulieren dieses Gleichgewicht. Sie sorgen dafür, dass einige Neurotransmitter die Oberhand bekommen, andere in ihrer Wirkung abstumpfen oder gar ganz stumm geschaltet sind. Genau so manipuliert der Alkohol. Er pfuscht allen mächtigen Hirnbotenstoffen ins Handwerk.

Die folgenden Kapitel verraten Ihnen, wie er das anstellt. Dann verstehen Sie, warum es Ihnen so schwerfällt, die Finger vom Glas zu lassen.

„Ich freu mich so, ich bin was wert" – Endorphine und Dopamin

Bestimmt erinnern Sie sich an einen Moment, in dem Sie kräftig gelobt wurden. Oder Sie haben sich für eine Sache mächtig ins Zeug gelegt und einen dicken Erfolg eingefahren. Da haben Sie sich so richtig gut und glücklich gefühlt, richtig? Klar. Das hat Ihnen eine kräftige Extraportion Glücksbotenstoffe beschert. Diese heißen Endorphine und Dopamin.

Endorphine schießen die Stimmungslage direkt in den Himmel. Endorphin ist ein zusammengesetztes Wort aus „endogen" (also körpereigen) und Morphin. Morphine – das sagt Ihnen was. Morphium ist eine der mächtigsten Drogen überhaupt. Natürlich produziert unser Körper nicht so viel davon, dass es zum Rausch reicht.

Endorphine sind Glücksgefühls-Auslöser. Sie unterdrücken auch Schmerzen und helfen dem Körper, mit starker Belastung umzugehen. Vielleicht haben Sie schon mal von dem sogenannten Runner's High gehört. Das sind glücksartige Rauschzustände von Extremsportlern. Unter starker körperlicher Belastung produziert der Körper reichlich Endorphine, um mit der Situation klarzukommen.

Auch Alkohol lässt den Körper eine Extraportion Endorphine ausschütten. Gelangt er ins Blut, öffnen sich die Endorphin-Parkplätze in den Nervenzellen und die Glücksgefühls-Botenstoffe gehen auf die Reise. Auf einmal schwimmen deshalb viele Endorphine in den Nervenzwischenräumen herum und lösen Glücksgefühle aus. Chemisch getriggert durch den Alkohol. Deshalb macht er happy. Das Glücksgefühl aus dem Glas. Wie verführerisch.

Stehen die Endorphine auf Höchststand, setzt der Alkohol gleich noch einen drauf und flutet unser Nervenkostüm mit einem zweiten Glücklichmacher: dem Botenstoff Dopamin. Dieser ist ein echtes Multitalent. Er belohnt uns mit einem Gefühl der Zufriedenheit. Gleichzeitig ist Dopamin dafür zuständig, dass wir etwas lernen und uns etwas merken können.

Lassen Sie sich das bitte auf der Zunge zergehen: Alkohol duscht das Hirn mit einer Extraportion Dopamin, das uns ein Gefühl von Belohnung und ausgefüllter Zufriedenheit beschert. Gleichzeitig ist Dopamin aber auch dafür zuständig, dass wir uns sehr genau daran erinnern, wer der Auslöser für das Glücksgefühl war: der Alkohol. Nicht lange, und das Gehirn hat ganz fest abgespeichert: Alkohol macht glücklich.

Das Ganze entzieht sich Ihrem Bewusstsein. Diese Verkoppelung von Alkohol und Glücksgefühl ist eine chemische Verdrahtung in Ihrem Gehirn – und damit fest eingebrannt. Diese Verbindung können Sie auch mit stärkster Willenskraft nicht lösen. Die fatale Verkettung spielt sich dann auch noch in einer Hirnregion ab, die entwicklungsgeschichtlich schon uralt ist. In ihr tummeln sich auch unsere Urinstinkte. In diesem Hirnteil spielen sich so grundlegende Bedürfnisse ab wie Hunger, Überlebens- oder Fortpflanzungstrieb.

Genau da ist bei Ihnen der Drang nach Alkohol gelandet. Alkohol ist dem Gehirn dann genauso wichtig wie Sex oder Essen. Schlimmstenfalls sogar noch wichtiger.

Hier ein Wort an die Angehörigen von Alkoholikern. Vielleicht haben Sie sich schon oft gefragt: „Warum kann er/sie den Alkohol mir zuliebe nicht sein lassen?“ Sie kennen jetzt die Antwort. Liebe, Beziehung, Partnerschaft – das sind alles Dinge, die sich in unserem bewussten Denken abspielen. In einer Hirnregion, die deutlich später entstanden ist. Es ist aber ein Instinkt, der Ihren Partner oder Angehörigen treibt. Instinkt geht nun mal über Verstand. Leider.

Dopamin ist ein allmächtiger Botenstoff. Manche Forscher sagen, dass er spielentscheidend für das Überleben unserer Spezies war. Stellen wir uns vor: Einer unserer Vorfahren tobt durch den Urwald auf der Suche nach etwas Essbarem. Ihm knurrt kräftig der Magen. Er sieht einen Busch mit roten Beeren, den er noch nicht kennt. Er macht sich über die Früchte her – und ist begeistert. Sie sind zuckersüß und machen satt. Das ist dann gleich eine Mehrfach-Dopamindusche: schmackhafte Nahrung, ein voller Magen und der Erfolg, etwas zu essen gefunden zu haben. Sofort klickt es im Hirn: Unser Urahn merkt sich sehr genau, wie der Beerenstrauch aussieht – denn er bedeutet ja einen vollen Magen und Glücksgefühle. Gut für ihn, denn Nahrung sichert Überleben.

Unser Vorfahre tobte den Beeren hinterher – und Sie heute dem Alkohol. Die Triebfeder ist exakt dieselbe. Den mächtigen Befehl dazu löst noch immer der gleiche Nervenbotenstoff aus: Dopamin. „Das macht glücklich, das muss ich haben."

Endorphine und Dopamin machen nicht nur glücklich. Sie übermitteln auch das Gefühl, belohnt worden zu sein. Das funktioniert auch beim Alkohol. „Diesen Drink habe ich mir jetzt verdient." Wie oft haben Sie das schon gedacht, gesagt oder gehört? Eigentlich ist das ja widersinnig, oder? Wieso ist ein Glas Alkohol für uns mehr „Belohnung" als ein Glas frisch gepresster Orangensaft?

Jetzt verstehen Sie aber, wer da eigentlich wirklich spricht: Das Dopamin, das Belohnungssystem unseres Körpers. Alkohol katapultiert das Dopamin im Blut künstlich nach oben. Übrigens spielen auch viele andere Drogen genau an diesen Hirnbotenstoffen herum. Sie lassen sie kurzfristig in den Himmel schießen. Sogar Spielsucht lässt sich so erklären.

Spielsucht und „Black Friday": reine Dopaminsache

Rauschen die Münzen aus dem Automaten, löst das Glücks- und Belohnungsgefühle aus. Endorphine und Dopamin betreten die Bühne. Bei Spielsüchtigen passiert das sogar ohne Jackpot. Forscher haben herausgefunden, dass bei ihnen die Endorphin/Dopamin-Dusche überdies größer ist, während sie noch um den Gewinn bibbern. Kommt dieser dann tatsächlich, fällt der Kick sogar kleiner aus als während der Wartezeit darauf.

Das Zittern bis zum Gewinn wird zum Kick-Faktor. „Vorfreude ist die schönste Freude", sagt man. Jetzt verstehen Sie auch, warum: Das Dopamin hat seinen großen Auftritt. Genau dieses Gefühl der Vorfreude läuft bei Spielsüchtigen Amok und sie verzocken im Zweifelsfall auch noch den letzten Groschen.

Dopaminkicks machen sich auch Marketingexperten zu Nutze. Das sogenannte Neuromarketing ist unter ihnen der letzte Schrei. Damit zieht man Ihnen Geld für Dinge aus der Tasche, die Sie eigentlich gar nicht brauchen. Bekanntestes Beispiel ist der „Black Friday", der größte Verkaufshype der Weltgeschichte. Mit Werbe-Trommelfeuer wird er wochenlang ins Bewusstsein gedroschen. Der Appell an Ihre Urinstinkte: „Sei schnell, dann wartet fette Beute, du wirst dich belohnt fühlen, weil du ein ganz tolles Schnäppchen ergattern konntest."

Öffnen sich die Ladentüren, flimmern jedes Jahr die gleichen Bilder über den Fernseher: Menschen stürmen hysterisch die Geschäfte, quetschen sich dabei fast zu Tode – nur, um dann zufrieden mit Dingen nach Hause zu gehen, die sie sonst vielleicht nie gekauft hätten. Die Beute ist erjagt, die Erwartung befriedigt, man fühlt sich belohnt, das Dopaminsystem ist happy. Wer nicht nur am Black Friday, sondern sogar 365 Tage im Jahr zwanghaft auf Einkaufstour ist, den hat die Kaufsucht im Griff. Alles reine Dopaminsache.

Das verdammte Suchtgedächtnis

„Dieses Bierchen habe ich mir verdient." Oder: „Den Wein gönne ich mir jetzt." Sich etwas verdient haben, sich etwas gönnen, sich mit Alkohol belohnen: Es grüßt Ihr Dopamingedächtnis. Belohnung, Zufriedenheit und Alkohol sind im Trinker-Kopf chemisch fest verkettet – und zwar in einem Hirnbereich, der mit rationalem Denken nichts zu tun hat und Ihrem Willen nicht zugänglich ist. Dieser Hirnbereich ist für grundlegende Dinge zuständig, für Instinkte.

Das geht noch viel weiter. Wer regelmäßig in der gleichen Kneipe Alkohol trinkt, bringt es kaum über sich, dort irgendwann nur eine Limo zu bestellen. Allein der Ort ist für das Gehirn zu fest mit dem Glücks-Kick durch Alkohol verknüpft. Der Schritt durch die Kneipentür weckt die Erwartung eines emotionalen Höhenfluges. Glücks-Erwartungen durch Alkohol, die befriedigt werden wollen. Auch Gerüche, Geschmäcker oder allein schon Tageszeiten können den Drang danach auslösen. „Es wird Abend – jetzt ein Bier."

Klingt bekannt? Eben.

Die andere Seite der Medaille: Ihr Suchtgedächtnis hat genauso fest intus, dass sich auch Frust und Stress durch Alkohol in Luft auflösen – so meint es jedenfalls. Auf der Festplatte des Urzeitgehirnes sind zwei Dinge fest eingebrannt: Freude wird durch Alkohol zum Feuerwerk, Frust und Unwohlsein verstummen – man fühlt sich wieder wohl. Auch dafür hat das Dopamin gesorgt. Noch mal, zum Mitschreiben: Diese blödsinnige Verkettung sitzt in dem Teil des Gedächtnisses, der für Instinkte zuständig ist – und der rationalem Denken verschlossen bleibt.

Das bedeutet praktisch: Egal ob Freude oder Frust, Alkohol muss instinktiv sein. Instinkte sind mächtig. Übermächtig. Sie beginnen zu ahnen, wo die Crux liegt. Regt sich der Instinkt „jetzt ein Glas", zieht Ihr Verstand in der Regel den Kürzeren. Das ist ein Kampf David gegen Goliath. Lassen Sie aber den Kopf nicht hängen. Der biblische David hat am Ende ja auch gewonnen.

Goliath war ein wahres Monster. Der Alkohol ist auch eines. Eigentlich ein schönes Bild. Bleiben wir dabei. Umbringen können Sie das Alkohol-Monster nicht. Sie können aber viel dafür tun, es schlafen zu lassen. So lange es sich nicht rührt, hat Ihr Verstand die Oberhand – und Sie können bewusst nichts trinken. Wir kommen später noch einmal ausführlicher auf das Monster-Bild zurück.

Opium im Hirn – durch einen chemischen Betriebsunfall

Die Glücksdusche aus dem Glas – dazu gibt es sogar noch eine Steigerung. Durch einen chemischen Betriebsunfall beim Alkohol-Abbau kann im Gehirn ein opiumähnlicher Stoff entstehen. Ja, Opium. Sie haben richtig gelesen. Denn um den Alkohol abzubauen, benutzt der Körper eine Substanz, die er eigentlich auch für den Dopaminstoffwechsel braucht. Zwei chemische Vorgänge konkurrieren also um ein und dieselbe Substanz. Der Körper gibt der Alkoholentgiftung den Vortritt. Auf der Strecke bleibt das Dopamin. Es bleibt halb fertig liegen.

Das halb fertige Dopaminmolekül wiederum schließt sich mit anderen zusammen. Es entsteht eine Substanz mit dem unglaublichen Namen Tetrahydropapaverolin, kurz THP. Dieses THP kommt auch in der Natur vor: Aus ihm baut die Mohnpflanze das Opium. Im Körper wirkt THP wie Morphium. Opium, Morphium und Heroin sind chemische Geschwister. Genau das bildet sich im alkoholbenebelten Gehirn.

Einige Forscher sind der Meinung, dass starke Alkoholiker eben durch diesen chemischen Betriebsunfall eigentlich zusätzlich opiumabhängig sind. Ohne es zu wissen oder zu wollen. Was das für den Ausstieg aus dem Alkohol bedeutet, kann man sich unschwer ausmalen.

Die Spirale abwärts

Alkohol lässt die Hirnbotenstoffe sprudeln, die glücklich und zufrieden machen. Trotzdem werden Alkoholiker auf Dauer immer unzufriedener, grantiger, fühlen sich leer und unausgefüllt – und müssen immer mehr trinken, um dem zu entkommen.

Der Grund: Der Körper schottet sich gegen die ständigen Glücksboten-Duschen ab. Er hat es nun mal gerne ausgewogen, und was zu viel ist, ist zu viel. Einmal Euphorie durch Alkohol? Schön. Zweimal? Meinetwegen. Wer sich aber regelmäßig mit Alkohol den Glücks-Kick verschafft, dem macht der eigene Körper einen Strich durch die Rechnung. Mit einem Trick.

Sie erinnern sich: Jeder Nervenbotenstoff hat seine spezielle Andockstelle, seinen Rezeptor. Nur wenn er da anlegen kann, entfaltet er auch seine Wirkung. Flutet beispielsweise zu lange zu viel Dopamin den Körper, weil der ständige Alkohol es in die Höhe treibt, spielt der Körper Hafenmeister. Er macht immer mehr Dopamin-Andockstellen einfach dicht. Medizinisch gesprochen: Er reduziert die Dopaminrezeptoren. Es sind dann schlicht weniger davon da.

Der Alkoholiker muss also immer mehr trinken, damit Dopamin noch den letzten Hafen findet und er seinen Glücks-Kick empfindet. Irgendwann aber fährt der Körper dann auch noch die Dopaminproduktion selbst herunter. Das bedeutet, man hat einfach weniger davon im Körper.

Entscheidet sich der Alkoholiker dann eines schönen Tages, nicht mehr zu trinken, nimmt das Drama seinen Lauf: Sein Dopaminsystem liegt in Schutt und Asche. Der Körper produziert nicht mehr genug davon. Dopamin-Andockstellen sind nur noch spärlich vorhanden und selbst die wenigen bleiben teilweise unbesetzt. Das Funksystem für Motivation, Belohnung und Zufriedenheit ist verstummt, die Leitung ist tot.

Die Folge: Der Betroffene fühlt sich ständig unzufrieden, gelangweilt, gefrustet und leer. Viele werden auch launisch und aggressiv. Freunde und Familie von frisch Trockenen können ein Lied davon singen. Diesen Dauerfrust soll der Betroffene nun aushalten – und hört gleichzeitig ständig die Sirenengesänge seines Urahnen-Gehirns: „Ein Schluck, und Dir geht es wieder prima."

Das folgende Posting stammt aus einem Internetforum. Sie werden jetzt verstehen, was dem jungen Mann eigentlich fehlt:

„Hallo Leute. Ich wollt mal fragen, wie das bei euch ist. Bin seit vier Wochen trocken, aber irgendwie ist fast jeder Tag mies. Ich habe null Bock auf nix, manchmal kriege ich den ganzen Tag den Hintern nicht vom Sofa. Alles nervt irgendwie. Hänge dann den ganzen Tag im Internet rum. Als meine Freundin mich neulich deshalb angemacht hat, bin ich ausgeflippt und hab sie angebrüllt. Seitdem ist hier echt schlechte Stimmung. Die meinte, ich würde mich immer noch so asi benehmen wie mit Alk. Manchmal denke ich, ich sollte wieder saufen, dann wäre alles wieder rund. Kennt das noch jemand? Wie kriegt ihr das hin? Ich bin im Moment echt voll gefrustet."

Wir sind erst am Anfang des ganzen Elends, das der Alkohol in der Hirnchemie anrichtet. Sie werden jetzt aber schon eines unterschreiben können: Die Finger nicht mehr vom Glas zu bekommen, ist ein biologisches Problem, kein psychisches.

Die gute Nachricht ist: Der Flurschaden, den der Alkohol im Gehirn angerichtet hat, repariert sich auch wieder.

Der nächste Stimmungstorpedo: Angriff auf das Glückssystem

Gelassenheit und innere Harmonie. Das Glück des Augenblicks genießen können. Die Welt in wohligen Farben sehen, Freude empfinden und positiv in die Zukunft schauen. Motiviert in den Tag starten. Das alles beschert uns ein Hirnbotenstoff, von dem Sie vielleicht sogar schon gehört haben: Serotonin. Es ist das Salz in der Suppe unseres Gefühlslebens. Fehlt Serotonin, schlagen Angst und Depressionen zu. In schlimmen Fällen plagen die Betroffenen Selbstmordgedanken.

Sie ahnen es bereits: Alkohol manipuliert auch das Serotonin-System. Er verpasst ihm einen Kickstart. Dabei zieht der Alkohol alle Register. Er regt den Körper an, mehr Serotonin auszuschütten. Gleichzeitig macht er die Serotonin-Andockstellen im Hirn besonders empfindlich und empfangsbereit. Er sorgt also doppelt für ein wahres Serotonin-Feuerwerk. Kein Wunder, dass Alkohol „glücklich" macht. Jedenfalls, solange er wirkt. Lässt seine Wirkung nach, ist auch die gute Laune wie weggeblasen – jedenfalls bis zum nächsten Glas. Trinkt man zu oft und zu viel, läuft das gleiche Programm ab, wie Sie es auch schon vom Dopamin kennen: Der Körper streikt gegen das Serotonin-Dauerfeuer und regelt das System herunter. Er schließt Serotonin-Andockstellen und drosselt die Serotoninproduktion. Das körpereigene Frohsystem bekommt schwere Schlagseite. Immer mehr Alkohol ist nötig, um überhaupt noch Glück empfinden zu können.

Auf Dauer geht ohne Alkohol allerdings nicht nur das Glücksempfinden verloren, was schon schlimm genug ist. Ohne permanenten Nachschub wird es noch grausamer. Die Betroffenen quälen dann graue Gedanken und Depressionen, Angst und Panikattacken können sich einstellen. Sie fühlen sich leer, traurig, hoffnungslos, plagen sich mit Zukunftsängsten, schlafen schlecht, ziehen sich von Familie und Freunden zurück und sehen nur noch wenig Sinn im eigenen Dasein. Ein jammervolles Leben, das scheinbar nur noch durch Alkohol wieder lebenswert wird. Dabei verschlimmert jeder Rausch die Lage weiter.

Kein Zweifel: Dopamin und Serotonin sind die Königsklasse unserer Gefühls-Botenstoffe. Es gibt noch einen Dritten im Bunde. Dieser Neurotransmitter beruhigt nicht nur den Geist, sondern ist auch für körperliche Entspannung zuständig. Natürlich wirft Alkohol auch ihn aus der Bahn.

Entspannung aus dem Glas

Ein kräftiger Schreck oder Stress setzen Körper und Geist unter Hochspannung. Auch das stammt aus alten Zeiten: Wen ein Raubtier angriff, der musste in Sekundenbruchteilen auf Hochtouren laufen – sonst hatte er leider schlechte Karten. Ist der Stress vorbei, brauchen wir eine beruhigende Signalsubstanz, die Aufregung und Anspannung wieder abpfeift. Dieser natürliche Stress-Stopper nennt sich GABA. Das ist eine Abkürzung für „Gamma-Aminobutyric Acid", auf Deutsch wäre das die Gamma-Aminobuttersäure. Aber Schluss mit Fremdworten. Merken Sie sich GABA, das reicht völlig.

GABA stimmt die Welt von Dur auf Moll. Eine tiefe Meditation beispielsweise steigert den GABA-Spiegel im Blut um bis zu ein Drittel. Leider aber ist in unserer hektischen Welt Entspannung häufig Mangelware. Wie praktisch wäre da doch so eine Extra-Portion GABA auf Knopfdruck. Einfach zum Runterkommen.

Sie ahnen es bestimmt: Alkohol werkelt auch im GABA-System herum. Das berühmte Entspannungsglas ist chemisch gesehen nichts anderes als ein GABA-Ersatz. Alkohol hat eine sehr interessante Eigenschaft: Er passt an die Nerven-Andockstelle, die eigentlich ausschließlich für GABA reserviert ist. Medizinisch gesprochen: Alkohol passt an den GABA-Rezeptor. Auch wenn er da überhaupt nichts zu suchen hat. Alkohol segelt unter falscher Flagge, hat aber den gleichen Effekt wie der entspannende Nervenbotenstoff selbst. Der Nerv kann nicht unterscheiden, ob an ihm nun GABA oder das trojanische Pferd Alkohol angedockt hat. Es ist ihm auch herzlich egal. Er bekommt das Signal „GABA-Hafen belegt, alles auf Ruhe schalten, bitte weitersagen" – und das macht er dann auch. Deshalb entspannt Alkohol. Nebenbei: Es gibt noch eine andere Substanz, die ebenfalls am GABA-Hafen andocken kann: Diazepam, besser bekannt als Valium.

Überflutet Alkohol die GABA-Andockstellen, knallt dem ungeübten Trinker schon bald der Kopf auf den Tisch – er schläft einfach ein. Sind viele GABA-Rezeptoren alkoholbesänftigt und funken laut: „Entspannung", kommt der Sandmann im Sauseschritt. Übrigens: Wenn alle GABA-Rezeptoren bis auf den letzten Platz besetzt sind, können Chirurgen ihre Arbeit tun. So wirken Narkosemittel.

Der Alkoholtrainierte hingegen ist auch nach mehreren Gläsern noch putzmunter. Will er sich entspannen, muss immer mehr Alkohol her, um den Effekt zu erzielen. Der Grund ist derselbe, den Sie auch schon vom Dopamin und Serotonin kennen: Der Körper toleriert die Dauertrance nicht und wehrt sich. Er beginnt, GABA-Andockstellen dicht zu machen. Deshalb haben Trinker weniger GABA-Häfen, an die der Alkohol andocken und seine entspannende Wirkung entfalten kann. So vertragen Alkoholiker auch Mengen, nach denen jeder andere bereits halb bewusstlos wäre. Wer weniger GABA-Andockstellen hat, weil er ständig zu viel trinkt, bekommt auf Dauer ein Problem: Wo keine GABA-Andockstelle mehr ist, kann der Nerv auch nicht mehr „Entspannung" funken. Das natürliche Bremssystem des Körpers funktioniert nicht mehr.

Glycin, der GABA-Bruder

Ein weiterer Entspannungsbotenstoff des Körpers ist das Glycin. Sie haben es jetzt schon so oft gelesen, es lohnt kaum, das Ganze noch einmal zu wiederholen. Es ist wieder das gleiche Spiel: Wieder kitzelt der Alkohol die Glycin-Wirkung auf Höchststände und entspannt deshalb zunächst.

Wieder hält der Körper irgendwann dagegen – und auch dieses Nervenbotenstoff-System bekommt schwere Schlagseite.

Nun haben Sie von GABA und Glycin vielleicht noch nie vorher gehört und zweifeln, ob diese beiden Nervenbotenstoffe denn wirklich so wichtig sein können. Doch, können sie.

Ein Extrembeispiel verdeutlicht das. Wundstarrkrampf, auch bekannt als Tetanus – das sagt Ihnen etwas. Wen die Krankheit erwischt, der windet sich unter fürchterlichen Krämpfen, schlimmstenfalls bis in den Tod. Der Grund: Bakteriengifte verhindern, dass der Körper GABA und Glycin freisetzt. Den Muskeln der Betroffenen fehlen die Entspannungskommandos. Sie krampfen so stark, dass manchmal dabei sogar Knochen brechen.

Vom wachen Geist zum Nervenwrack: Glutamat

Der Entspannungsbotenstoff GABA hat einen natürlichen Gegenpart: das Glutamat. GABA und Glutamat sind wie Ebbe und Flut. Während GABA bremst, drückt Glutamat aufs Gaspedal. Betritt Glutamat die Bühne, steht unser Nervenkostüm auf „Achtung!".

Vielleicht haben Sie den Namen Glutamat schon mal gehört und sind verwirrt. So heißt auch ein Geschmacksverstärker in Lebensmitteln, der immer mal wieder für negative Schlagzeilen sorgt. Beide sind verwandt, aber nicht dasselbe. Den natürlichen Neurotransmitter Glutamat nennen Chemiker auch Glutaminsäure – den künstlichen Geschmacksverstärker dagegen Mononatriumglutamat. Für beide hat sich der Begriff Glutamat eingebürgert, es ist also nur eine verwirrende Namensgleichheit. Sprechen wir hier von Glutamat, ist der körpereigene Botenstoff gemeint.

Bewegung, Aufmerksamkeit, Wachsamkeit, Konzentration. Das ist Glutamat-Revier. Wer ein ausgewogenes GABA- und Glutamatsystem hat, der kann sich gut konzentrieren, ist aufmerksam und hellwach – kann sich danach aber genauso wieder beruhigt entspannen.

Auch wenn es schon fast langweilig wird: Natürlich ahnen Sie es. Alkohol wirft auch dem Glutamatsystem einen Stock zwischen die Beine. Er knipst die Glutamat-Andockstellen einfach aus. Da kann so viel Glutamat im Nervensystem herumschwimmen, wie es will – wenn es nicht andocken kann, kann es auch nicht wirken.

Jetzt haben wir einen miesen Doppeleffekt. Alkohol tut so, als wäre er GABA und entspannt. Gleichzeitig schaltet er das Glutamatsystem auf stumm und unterdrückt die nötige Gegenspannung und Wachsamkeit. So erzeugt er eine künstliche Tiefenentspannung – solange der Alkohol durch die Adern fließt.

Kaputte Bremse und durchgetretenes Gaspedal

Der Körper hat es aber nun mal immer gerne ausgeglichen. Ein Alkohol-Nirvana lässt er auf Dauer nicht zu. Er schließt nicht nur die Andockstellen für das beruhigende GABA, sondern erhöht gleichzeitig die Anzahl der Häfen für das erregende Glutamat. Die Folge: Unter Alkohol-Dauerberauschung sprießen Glutamat-Andockstellen wie eine Blumenwiese im Frühling.

Das Ganze ist dann ein Teufelskreis: Zu wenige Andockstellen für GABA verhindern die Entspannung – dafür sind aber viel zu viele Häfen für das Glutamat vorhanden, das die Erregung auslöst. Der Körper gerät in einen Zustand der ständigen Anspannung, kann aber nicht mehr runterfahren. Die schnelle Lösung: Alkohol, der GABA imitiert und das Glutamat in Schach hält. Fällt der Alkohol dann weg, wird es übel. Ein Kfz-Mechaniker würde über ein solches Nervenkostüm sagen: „Das Gaspedal ist voll durchgedrückt, aber die Bremse klemmt." Dieses wild gewordene Auto soll nun ein Alkoholiker einzig und allein mit seiner Willenskraft aufhalten, wenn er trocken werden will. Finde den Fehler.

Das war jetzt recht viel Theorie, zugegeben. Aber jetzt verstehen Sie, warum regelmäßige Trinker irgendwann nur noch mit Alkohol entspannen können. Im Extremfall werden sie dann fahrig, rast- und ruhelos. Manchen beginnen die Hände zu zittern, Schlafstörungen und Schweißausbrüche stellen sich ein. Das sind die sichtbaren Zeichen des verschobenen GABA-Glutamin-Systems – und das ist es, was man landläufig als körperliche Abhängigkeit bezeichnet.

Der Grund ist ein Nervenbotenstoff-System, das aus der Bahn geschossen ist. Vom Prinzip her nichts anderes als auch beim Dopamin oder Serotonin. „Psychisch" sind die Antriebslosigkeit oder Depressionen in der ersten Zeit ohne Alkohol aber genauso wenig wie Zittern oder Schwitzen.

Durch das wild gewordene Glutamat-System entstehen im schlimmsten Fall die gefürchteten Krampfanfälle, wegen derer ein schwerer Alkoholiker viel besser in der Klinik entgiftet. Dort hält man diese Anfälle mit Medikamenten unter Kontrolle. Auch wer noch nicht so tief in der Sucht steckt, kämpft vor allem in der ersten Zeit ohne Alkohol heftig mit der Schieflage im Glutamat- und GABA-System. Der Körper steht unter Dauerstress. Selbst 24 Stunden im Bett liegen bringt dann nichts. Der biochemische Stress sorgt für Daueranspannung. Eine blöde Situation, wenn gleichzeitig das Suchtgedächtnis zirpt: „Nur ein Gläschen und du hast Frieden."

Willensschwäche? Wohl kaum. Eher ein massives Stoffwechsel-Problem.

Und noch mehr Stress: Kortisol

Auch wenn er so tut, als wäre er ein Entspannungsmittel: Alkohol stresst den Körper. Glutamat-Dauerfeuer ist für uns Anspannung pur. Unter dieser Dauerbelastung schüttet der Körper Kortisol aus. Das Hormon ist dafür da, den Stoffwechsel schnell auf Höchstleistungen zu trimmen – denn Stress bedeutete für unsere Urahnen Überlebenskampf.

Kortisol verengt die Blutgefäße, erhöht den Herzschlag und den Blutdruck. Gleichzeitig lässt es den Blutzuckerspiegel steigen. So steht in Gehirn und Muskeln schnell ausreichend Energie für Kampf oder Jagd zur Verfügung. Kortisol ist ursprünglich dafür da, im Augenblick großer Anspannung den Stress sogar noch zu steigern. Volle Konzentration auf eine Sache, dafür sorgt Kortisol.

Eigentlich ja eine gute Idee. Kortisol macht hellwach – allerdings nur für Dinge, die mit der unmittelbaren Gefahr in Verbindung stehen. Um volle Konzentration nur auf das Wichtigste zu garantieren, schaltet Kortisol alle Hirnaktivitäten ab, die nicht nötig sind, um die Situation zu überstehen. Kortisol blockiert das höhere Denkvermögen sowie das Gedächtnis. Fragen Sie mal einen Leistungssportler, ob er während eines Wettkampfes nebenbei noch Matheaufgaben lösen oder ein Lied auswendig lernen kann. Kann er nicht. Weil Kortisol das verhindert.

Kortisol ist auch Feind Nummer eins aller Menschen mit Prüfungsangst: Ihr Körper schüttet wegen der Aufregung so viel Kortisol aus, dass die Betroffenen am Ende manchmal nur noch stur auswendig Gelerntes wiedergeben können. Sämtliches weitergehende Denken funktioniert in dem Moment nicht mehr. Normalerweise fällt der Kortisolspiegel im Körper natürlich wieder, sobald eine Gefahr oder Stress-Situation vorbei ist. Nicht aber bei dem, der zu viel Alkohol trinkt.

Forscher haben herausgefunden, dass im Blut von Alkoholikern bis zu ein Drittel mehr Kortisol herumschwimmt als normal – und zwar auf Dauer. Praktisch bedeutet das: Der Körper ist in einem 24-Stunden-Stressmodus. Wer so in Stresshormonen badet, kann sich weder ordentlich konzentrieren noch erholsam schlafen. Ohne ordentlichen Nachtschlaf fängt der neue Tag schon mies an – man ist kaputt und gestresst. Da kommt er dann wieder vorbeigesprungen, der Alkoholteufel: „Ein Glas und du fühlst dich besser!" Psycho-Problem? Wohl kaum.

Sie wissen jetzt: Alkohol schüttelt Ihre Hirnchemie kräftigst durcheinander. Je länger Sie schon trinken, umso größer ist der Salat. Dabei beeinträchtigt der Alkohol noch viel mehr Nervenbotenstoffe als die, die Sie jetzt kennen gelernt haben. Es gibt insgesamt über 100 davon. Am Ende ist das Durcheinander so groß, dass gefühlt nur noch der Alkohol alles wieder ins Lot bringen kann.

Erinnern Sie sich an das Monster des Suchtgedächtnisses? Etwas weiter vorn haben wir schon mal über das Instinkt-Monster Goliath gesprochen.

Denken Sie mal weiter: Das Chaos im Nervenbotenstoff-System führt dazu, dass man sich einfach nur miserabel fühlt. Goliath Alkohol schiebt Überstunden: Ständig funkt das Urzeitgedächtnis „bitte trinken, damit ich mich wieder wohl fühle, damit der Frust, der Stress, die Niedergeschlagenheit verschwindet". Die Hirnchemie läuft Amok. Sie stecken in einer biochemischen Falle.

Warum wird der eine zum Alkoholiker und der andere nicht?

„Was hat sie (er), was ich nicht habe", mögen Sie sich fragen – und meinen damit die Menschen, die problemlos Alkohol trinken können. Warum können andere hier und da ein Glas genießen, haben dann aber genug? Und warum versinken Sie in der Spirale von immer mehr und immer öfter? So ganz einig ist die Forschung sich da noch nicht. Aber es gibt bereits einige sehr schlüssige Theorien. Es wird Sie kaum noch überraschen: Auch hier liegt der Grund bei den Nervenbotenstoffen. Es gibt Menschen, die sozusagen von Haus aus einen Webfehler im Botenstoff-System mit sich herumtragen. Sie haben dann vielleicht nur wenig Serotonin – und fühlen sich niedergeschlagen, sind ängstlich oder leiden vielleicht sogar unter Panikattacken. Andere sind mit sehr wenig Dopamin ausgestattet und fühlen sich minderwertig und leer.

In unserer alkoholgetränkten Gesellschaft ist es da nur eine Frage der Zeit, bis so jemand nach dem ersten Glas feststellt: „Hey, mir geht es viel besser!" Denn Alkohol treibt ja nun mal die Froh-Botenstoffe auf Höchststände. Ein falscher, fataler Freund. Aber erst mal sehr verlockend.

Es ist also auch ein wenig das Henne-Ei-Problem. Alkohol marodiert langfristig in unserem Nervenbotenstoff-System und schiebt alles ins Ungleichgewicht. Bei vielen Menschen aber bestand das Problem schon vorher – und für diese ist Alkohol zunächst wie eine Art Medizin. Deshalb trinken diese Menschen ihn häufiger und mehr davon. Mit der bitteren Folge, dass er am Ende alles nur noch schlimmer macht. Aber das begreifen die Betroffenen oft erst nach Jahren. Wenn überhaupt.

Alkoholismus kann sogar erblich sein

Sogar unser Erbgut spielt eine Rolle dabei, ob jemand zum Alkoholiker wird oder nicht. Kinder von Alkoholikern haben selbst ein hohes Risiko, an der Flasche zu landen - und zwar unabhängig davon, wie sie aufwachsen. An Zwillingen hat man das gut untersuchen können. Ihre Erbanlagen sind ja sehr ähnlich, bei eineiigen Zwillingen sogar identisch.

Man hat die Entwicklung von Zwillingsgeschwistern langfristig untersucht, die getrennt aufwuchsen. Ein Beispiel: Ein Zwillings-Geschwisterkind wächst behütet in einer Pflegefamilie auf, das andere bleibt bei den trinkenden Eltern. Erstaunliches Ergebnis: Beide haben das gleich große Risiko, später zur Flasche zu greifen.

Alkoholmissbrauch ist erblich - aber natürlich hat die Natur aus gutem Grund kein Alkoholiker-Gen vorgesehen. Lange rätselte die Forschung deshalb, wie es dann trotzdem sein kann, dass Eltern Alkoholismus weitergeben können. Übrigens: Die Betonung liegt auf „können". Nicht jeder mit Alkoholismus in der Familie wird zwangsläufig selbst zum Alkoholiker. Er hat aber ein deutlich höheres Risiko.

Alkohol und die Gene

Das Thema Alkoholismus und Vererbung ist superspannend. Wenn Sie das genauer interessiert, lesen Sie weiter. Es ist schon toll zu sehen, wie weit die Wissenschaft zu diesem Thema ist. Wenn Ihnen das zu detailliert ist - auch kein Problem. Dann überspringen Sie dieses Kapitel. Nehmen Sie nur mit: Ja, auch Ihre Gene spielen beim Alkoholismus eine Rolle. Alkoholismus ist vererblich. Eigentlich macht das doch keinen Sinn: Warum sollte die Natur ein Alkoholiker-Gen in unsere Erbsubstanz eingebaut haben? Hat sie natürlich auch nicht. Trotzdem wird Alkoholismus in der Familie genetisch weitergegeben. Nur wie? Es ist noch nicht so lange her, dass die Spitzenforschung endlich die Antwort fand: Die Erb-Macke liegt nicht in unserer eigentlichen Erbsubstanz (der DNA) verschlüsselt, sondern sozusagen eine Ebene höher. Deshalb heißt diese Forschungsdisziplin auch Epigenetik.

Ein neues Forschungsfeld: Epigenetik

Der Webfehler liegt in einem Eiweißknäuel, um das sich unser Erbgut herumwickelt. Dieses sogenannte Histon ist dafür zuständig, was aus den Erbinformationen am Ende wirklich entsteht. Bildlich gesprochen: Die DNA, das Erbgut, ist das Rezeptbuch. Das Histon ist der Koch. Während das Rezeptbuch (die DNA) quasi in Stein gemeißelt ist, kann der Koch schon mal Fehler machen. Das Histon-Eiweißknäuel reagiert empfindlich auf Umwelteinflüsse und kann Schaden nehmen. Dann entstehen Probleme. Schäden am Histon entscheiden, ob jemand Diabetes oder Krebs bekommt – oder ob beispielsweise der Stoffwechsel einiger Hirnbotenstoffe nicht ordentlich funktioniert. Das Dumme ist: Unsere DNA und das Histonknäuel dazu werden im Paket vererbt. Schäden am Histon gehen also auch auf die nächste Generation über, genau wie die Erbsubstanz selbst.

Dabei sind es nicht immer rein chemische Betriebsunfälle, die das Histon lädieren. Sogar schreckliche Erlebnisse wie Krieg oder Hungersnöte können dem Histon arg zusetzen, den Betroffenen krank machen – und sogar die Gesundheit seiner Kinder und Enkel beeinträchtigen. Forscher sprechen hier von „epigenetischen Narben". Ein Beispiel: Die Babys von Frauen, die im Hungerwinter 1944/45 schwanger waren, hatten deutliches Untergewicht bei ihrer Geburt. Das erscheint ja noch mehr als logisch.

Aber dann zeigte sich: Diese Kinder bekamen in späteren Lebensjahren überdurchschnittlich oft Depressionen, Übergewicht, Schizophrenie, Herzkrankheiten oder Diabetes. Später gebaren die Frauen dieser Generation selbst wieder untergewichtige Kinder – obwohl doch schon längst wieder genug zu essen da war. Die Erbsubstanz der Enkel der Frauen des Hungerwinters enthielt also auch Informationen über das bittere Leben ihrer Großeltern.

Epigenetik: Schaden im Serotoninsystem

Auch psychische Extremsituationen können dem Histon schaden, unsere Epigenetik verändern – was dann beispielsweise den Nervenbotenstoff-Haushalt beeinträchtigt. Ganz vorn: das Serotoninsystem.

Menschen, die in der Kindheit missbraucht, geschlagen oder sozial vernachlässigt wurden, haben auch noch im Erwachsenenalter deutlich niedrigere Serotoninspiegel. Das Gleiche gilt für Soldaten, die an einer sogenannten „posttraumatischen Belastungsstörung“ leiden. Haben sie im Krieg schreckliche Dinge erlebt, beschädigt dies ihren Serotoninhaushalt nachhaltig. Von missbrauchten Kindern oder Soldaten weiß man, dass sie ein großes Risiko haben, Alkoholiker zu werden. Saufen wegen schlechter Kindheit, das kennt und akzeptiert man sogar. Der Grund dafür liegt genau hier: Durch die Serotonin-Narbe haben die Betroffenen nur wenig des Botenstoffs im Körper. Merken sie, dass es ihnen mit Alkohol besser geht, bleiben sie dran kleben.

Auch wer mit ansehen musste, wie das World Trade Center einstürzte, hat heute noch wesentlich geringere Serotoninspiegel im Blut – und trinkt viel mehr Alkohol. Das haben Untersuchungen an mehr als 40.000 New Yorkern ergeben, die als Anwohner, Passanten oder Rettungskräfte die Anschläge miterlebten. Auch diese Menschen werden ihre epigenetische Serotonin-Narbe an ihre Kinder weitervererben. Und damit auch deren Risiko steigern, irgendwann ein Alkoholproblem zu bekommen.

Zu wenig Serotonin im Hirn macht depressiv. Es gibt zwei Gründe für einen zu niedrigen Serotoninspiegel. Der eine: Es wird zu wenig gebildet. Der andere ist ein wenig verzwickter. Es gibt Menschen, die produzieren durchaus genügend Serotonin – aber es befindet sich nicht in ausreichender Menge da, wo es wirken kann: Im Spalt zwischen zwei Hirnnerven. Denn nur so kann es ja die Information „Glück“ weitertragen. Hat es seinen Job erledigt, soll es durchaus wieder in den Nerv zurückwandern – auf seinen Botenstoff-Parkplatz, bis sein nächster Einsatz ansteht. Trotzdem ist es gerade beim Serotonin wichtig, dass immer auch ein wenig davon in dem Spalt zwischen den Nerven vorhanden ist.

Bei einigen Menschen verschwindet zu viel Serotonin viel zu rasch wieder im Nervenparkplatz und bleibt da auch. Es hängt dort fest. Bei diesen Menschen sind die Transportsysteme, die das Serotonin auf seinen Parkplatz schleusen, quasi hyperaktiv. Sie fischen zu viel Serotonin aus dem

Nervenspalt – und bei Bedarf ist dann keines da, das einen Glücksimpuls von einem Nerv auf den nächsten übertragen kann. Auch so entstehen Depressionen. Und auch das kann durch einen Fehler in der Epigenetik ausgelöst werden.

Genau da setzen übrigens Medikamente gegen Depressionen an, die heute millionenfach verschrieben werden – die sogenannten selektiven Serotonin-Wiederaufnahmehemmer (SSRI, die Abkürzung steht für englisch „Selective Serotonin Reuptake Inhibitor"). Bekannte Wirkstoffe sind Citalopram oder Fluoxetin. Sie blockieren die Transportsysteme, die das Serotonin auf die Parkposition im Nerv schicken, und verhindern so das Verschwinden des Glücksbotenstoffes aus dem Nervenzwischenraum.

Allerdings helfen diese Medikamente nicht immer bei Depressionen. Das ist auch klar: Wenn der Körper beispielsweise generell nicht genügend Serotonin zur Verfügung hat (etwa wegen einer Stoffwechselstörung), dann hilft auch kein Wiederaufnahme-Hemmer. Dann ist einfach nicht genügend Serotonin da. Und was nicht da ist, dessen Wieder-Aufnahme in den Nerv kann man auch nicht mit Medikamenten unterbinden.

Auch so ein überaktives Transportsystem ist erblich – durch einen epigenetischen Fehler. Wieder die gleichen Zusammenhänge: Durch einen solchen Webfehler ist zu wenig Serotonin im Körper, Alkohol hebt die Stimmung, der Betroffene bleibt dran kleben. In diesem Fall vererbt sich also nicht der Alkoholismus – wie gesagt, ein Alkoholiker-Gen gibt es nicht. Es vererbt sich der Fehler im Serotoninsystem und damit das Risiko, im Alkohol ein vermeintliches Gegenmittel gegen Depression und Graugedanken zu finden.

Epigenetik: Webfehler im Dopamin-System

Andere Menschen haben einen epigenetischen Fehler in die Wiege gelegt bekommen, der das Dopaminsystem lahmen lässt. Bei ihnen entwickeln sich die Andockstellen für Dopamin nicht ordentlich. Der Botenstoff selbst ist zwar da, aber es fehlen viele Anlegestellen dafür. Also kann die

Information auch nicht ordentlich übertragen werden. Bei den Betroffenen sind die Dopamin-Andockstellen unempfindlich und träge – oder sie haben gleich viel zu wenig davon. Wer mit einem solchen Dopamin-Webfehler durch die Welt läuft, fühlt sich deshalb auch ständig unzufrieden, ist unkonzentriert und traut sich nur wenig zu. Bis zu dem Tag, an dem er das erste Mal Alkohol trinkt, was ja in unserer Gesellschaft nur eine Frage der Zeit ist.

Der Alkohol verpasst dem Dopamin einen Kickstart – und auf einmal ist die Welt schön, das Selbstbewusstsein auf dem Höhenflug. Kurzfristig verhilft der Alkohol diesen Betroffenen endlich zum richtigen Lebensschwung. Daher haben solche Menschen ein viel höheres Risiko, zum Alkoholiker zu werden. Andere Menschen mit einem unterausgestatteten Dopamin-Haushalt suchen sich ihren Kick in anderen Drogen wie Heroin. Aber auch übermäßiges Essen, Sex oder Zockerei treiben das Dopamin nach oben.

Wohlgemerkt: Dieser epigenetische Webfehler im Dopaminsystem ist nicht bei allen Menschen der Grund für ihren Hang zum Alkohol. Auch ist ein solcher Fehler kein zwingender Grund, zum Säufer zu werden. Dabei spielen noch viel mehr Gründe eine Rolle. Nur ist klar: Wer zu wenig Dopamin-Andockstellen quasi geerbt hat, der hat auch ein höheres Risiko, dem Alkohol zu verfallen. Vielleicht wird es in Zukunft sogar möglich sein, Menschen mit solchen ererbten Fehlern im Dopaminsystem zu heilen und sie vom Alkohol wegzubekommen. An Laborratten haben Forscher es bereits geschafft. Man züchtete Nager, die von Natur aus wenig Dopaminrezeptoren haben. Dann machte man die Versuchstiere alkoholabhängig: Bekamen sie gleichzeitig Wasser und verdünnten Alkohol zum Trinken angeboten, wählten sie immer den Alkohol.

Eine spezielle Substanz änderte das: Die Forscher spritzten den Ratten bestimmte zusätzliche Erbgut-Teile ins Gehirn, die sie aus Viren gewonnen hatten. Das sorgte dafür, dass sich die Dopaminrezeptoren der Ratten fast verdoppelten. Der Effekt auf den Drang zum Alkohol war verblüffend: Die Ratten tranken danach nur noch Wasser. Der Alkohol interessierte sie nicht mehr.

Kommt der Alkohol-Durst aus dem Darm?

Die letzte Messe ist noch lange nicht gesungen, warum einige Menschen im Alkohol ertrinken, während andere entspannt ein Gläschen genießen können. Wie viel es außer der Epigenetik noch zu erforschen gibt, zeigt eine amerikanische Arbeit aus dem Jahr 2017. Die Wissenschaftler untersuchten den Zusammenhang zwischen der Darmflora und Alkoholismus.

Die Forscher hatten dafür alle internationalen Studien ausgewertet, die es bislang zu dem Thema gibt. Ihr Ergebnis: Es gibt offenbar einen Zusammenhang. Zu viel Alkohol lässt im Darm unerwünschte Keime wuchern. Gleichzeitig ist die Darmschleimhaut immer leicht entzündet und wird durchlässiger. Dadurch können Substanzen in den Körper gelangen, die diese unerwünschten Bakterien produzieren. Einige von ihnen wirken wie Nervenbotenstoffe und setzen den Körper unter biochemischen Stress. Die Folge: Angst, Panik, Depressionen – getriggert von den Ausscheidungen dieser Darmbakterien.

Wer ständig unter solchem Psychostress leidet, greift schneller wieder zum Glas. Die alkoholgeschädigte Darmflora ist also sozusagen ein eingebautes Rückfallrisiko. Das Ganze geht aber sogar noch weiter: Offenbar haben einige Menschen von Haus aus eine Darmflora, die solche Substanzen produziert. Sehr gut möglich, dass diese Menschen deshalb auch ein höheres Risiko haben, am Alkohol kleben zu bleiben. Einfach, weil die Bakterienchemie aus dem Darm ihnen ständig Angst und Panik beschert – und der Alkohol sie scheinbar kurzfristig davon befreit. Wenn es Ihnen gar zu abwegig vorkommt, dass der Durst aus dem Darm kommen könnte: Die Forscher sind keine medizinischen Spinner. Alle sechs sind echte Hochkaräter, fünf von ihnen arbeiten unter anderem für das staatliche US-Institut für Alkoholmissbrauch und Alkoholismus.

Alkohol torpediert nicht nur Gefühle

Bislang haben Sie erfahren, wie sich der Alkohol die Kontrolle über Ihr zentrales Informationsnetz verschafft. Sie haben auch gelesen, warum Sie allein schon wegen der Schieflage Ihrer Nervenbotenstoffe das Glas nicht stehen lassen können. Es gibt aber noch drei weitere Schlachtfelder, die der Alkohol hinterlässt und Sie so immer weiter in die Sucht treibt:

- ⇨ Alkohol stört einen gesunden Schlaf
- ⇨ Alkohol bringt Ihren Blutzuckerspiegel durcheinander
- ⇨ Alkohol raubt Ihrem Körper wertvolle Nährstoffe

Auf alle drei Punkte werfen wir im Folgenden einen genaueren Blick. Eines haben sie jedoch gemeinsam: Der ganze Mix sorgt dafür, dass Sie sich zusätzlich zu Ihrem Nervenbotenstoff-Salat einfach mies fühlen. Gestresst, nervös, ängstlich, kaputt, ausgelaugt und niedergeschlagen. Das programmiert den erneuten Griff zum Glas geradezu vor und wirkt wie ein Brandbeschleuniger. Bildlich gesprochen: Das Alkohol-Monster Ihres Urzeitgedächtnisses springt aus seiner Höhle und fordert lautstark seinen Drink, um all das wieder zu betäuben.

Gesunder Schlaf – das war einmal

Wann sind Sie das letzte Mal nach einer komplett durchschlafenen Nacht frisch und ausgeruht aus dem Bett gesprungen? Wenn Sie regelmäßig Alkohol trinken, dürfte das schon eine ganze Weile her sein. Dabei hilft „das Gläschen zur Nacht“ doch angeblich, möglichst rasch einzuschlafen.

Das stimmt auch. Aber danach läuft nichts mehr, wie von Mutter Natur vorgesehen. Gucken wir deshalb einmal ein wenig genauer hin, was der Alkohol mit Ihrem Nachtschlaf treibt. Schlaf ist ja viel mehr als nur „acht Stunden Augen zu“. Im Schlaf regeneriert sich der Körper, wichtige Stoffwechselprozesse laufen ab und bereiten uns auf den nächsten Tag vor. Aber nur, wenn der Alkohol nicht dazwischenpfuscht.

Gesunder Schlaf hat seinen Rhythmus

Schlafen ist eigentlich das Einfachste der Welt. Alles läuft nach einem immer gleichen Programm. Wird es dunkel, werden wir müde. Sobald kein natürliches Licht mehr auf die Netzhaut trifft, bildet der Körper das Schlafhormon Melatonin. Gleichzeitig wirft er die Produktion einer ganzen Reihe entspannender Nervenbotenstoffe an. Aufreger wie das Glutamat treten von der Bühne ab. Ist der körpereigene Schlafmix angerührt, sinkt der Puls, die Muskeln entspannen sich und schließlich fallen uns die Augen zu.

Die Einschlafphase dauert etwa 20 Minuten und ist ein Zustand zwischen Wachsein und Schlaf, auch wenn Sie bewusst schon nichts mehr wahrnehmen. Gefühlt schlafen Sie schon. Während dieser Einschlafphase bereitet der Körper die nächsten Schritte vor, damit Sie in den eigentlichen Schlaf gleiten. Er produziert noch mehr Melatonin. Dieses Schlafhormon sorgt dafür, dass wir zwischen den einzelnen Schlafphasen nicht aufwachen.

Schlaf besteht aus einem ständigen Wechsel zwischen Traum- und Tiefschlafphasen, Schlafforscher nennen diese Phasen auch REM-Phase und Non-REM-Phase. REM steht für „Rapid Eye Movement", Englisch für „schnelle Augenbewegung". Man hat beobachtet, dass sich die Augen des Schläfers in den Traumphasen teilweise heftig bewegen. Alle Schlafphasen sind gleich wichtig, um am nächsten Morgen erfrischt aufzuwachen.

Nach der Einschlafphase gleitet der Körper direkt in die erste Tiefschlafphase, aus der er dann in eine kurze Traumphase übergeht – um gleich danach in die nächste Tiefschlafphase zu fallen. Ungefähr gegen zwei Uhr nachts sind diese beiden Schlafphasen beendet. Danach wechseln sich Tiefschlaf- und Traumphasen ab, allerdings wird der Schlaf mit jedem Zyklus flacher – bis wir am Morgen dann aufwachen.

Wenn wir schlafen, bedeutet das noch lange nicht, dass auch unser Organismus auf Stand-by-Modus schaltet. Ganz im Gegenteil. Er nutzt die Zeit der Ruhe, um kräftig aufzuräumen. Dazu braucht er vor allem eine Substanz, die der Körper während des Schlafes bildet: das sogenannte Wachstumshormon. Ein etwas merkwürdiger Name, denn weder werden wir im Schlaf größer noch breiter. Das Hormon ist ein wahrer Alleskönner. Es sorgt dafür, dass Haut und Nerven sich regenerieren, es baut Fett ab, Muskelmasse auf, stärkt das Immunsystem, feuert den Hormonhaushalt an –

die Hitliste ist schier endlos. Ist der Schlaf gestört – etwa durch Alkohol – wird das Wachstumshormon nicht mehr ausreichend gebildet. Mit entsprechenden Folgen für den Körper.

Schlafentzug ist nicht umsonst eine geächtete Foltermethode. Dabei lässt man den Misshandelten entweder überhaupt nicht schlafen – oder man weckt ihn ständig und stört dadurch den Schlafrhythmus. Schon bald werden die Gefolterten nervös, depressiv, können nicht mehr klar denken. Später kommen noch fürchterlichere Folgen, aber das lassen wir jetzt mal außen vor. Es klingt jetzt vielleicht weit hergeholt, ist es aber nicht: Ähnliches treiben Alkoholiker mit ihrem Schlaf. Alkohol stört den Schlaf – langfristig mit genau denselben Auswirkungen auf die Gesundheit wie die Foltermethode Schlafentzug.

Alkohol zerschießt den Schlafablauf an verschiedenen Stellen. Das fängt gleich bei der Einschlafphase an: Sie ist zu kurz. Der Körper kann also nicht die nötigen Vorbereitungen auf die dann folgende Tiefschlafphase treffen. Alkohol schickt einen meist sofort in den Tiefschlaf. Klingt positiv, ist aber trotzdem nicht gut. Vergessen Sie nicht, dass für einen gesunden Nachtschlaf alle Phasen so ablaufen müssen wie vorne beschrieben. Alkohol sorgt sogar dafür, dass die Tiefschlafphasen länger dauern als normal. Er verhindert zumindest in der ersten Nachthälfte die ebenso wichtigen Traumphasen. Der Grund: Für diese braucht der Körper zumindest eine kleine Portion des erregenden Nervenbotenstoffes Glutamat. Das unterdrückt der Alkohol aber.

Während wir schlafen, baut der Körper den Alkohol des Vorabends ab. Hat der Alkohol den Schläfer in der ersten Nachthälfte noch ganz weit weggeschossen, verliert er schrittweise seine Wirkung. Dann bekommt der erregende Nervenbotenstoff Glutamat Oberhand. Die Folgen kennen Sie sehr wahrscheinlich: Sie wachen zwischen drei oder vier Uhr auf – mit Herzklopfen und hohem Puls. Bedanken Sie sich beim Glutamat. Gleichzeitig dämpft der Alkohol auch nicht mehr das Stresshormon Kortisol. Dieses schickt den Insulinspiegel nach oben, den Blutzucker in den Keller – und Sie wahrscheinlich zum Kühlschrank. Kortisol macht aber noch mehr: Es blockiert die Produktion des Schlafhormons Melatonin, das dafür sorgt, dass wir zwischen den einzelnen Schlafphasen nicht aufwachen. Also liegen Sie wahrscheinlich nach dem ersten Erwachen in den sehr frühen Morgenstunden wach, dämmern immer mal wieder ein, schlafen aber nicht mehr richtig. Bis dann der Wecker klingelt und Sie sich völlig gerädert aus dem Bett quälen. Läuft der Schlaf so ab, hat der Körper keine Chance, seine natürlichen nächtlichen Aufgaben zu erfüllen. Die Folge: dauerhafte Erschöpfung, Müdigkeit und Konzentrationsprobleme. Das schlaucht völlig – und weckt spätestens ab dem frühen Abend wieder den dringenden Wunsch, Alkohol zu trinken. Der möbelt erst mal wieder auf und macht gute Laune. Am Ende des Abends haben Sie wieder viel zu viel davon getrunken und das nächtliche Drama geht von vorn los.

Auf Dauer zerstört Alkohol sogar das, was Forscher unsere „innere Uhr" nennen. Dieses ausgeklügelte System sorgt normalerweise dafür, dass wir während des Tages unsere Leistungshochs haben, gegen Nachmittag auch gerne mal ein wenig müde werden – um dann noch einmal ein paar Stunden Gas zu geben. Forscher haben herausgefunden, dass sich diese innere Uhr bei Alkoholikern dauerhaft verschiebt. Sie fühlen sich tagsüber so müde, als hätten sie gerade einen Transatlantikflug hinter sich, drehen in den Abendstunden dafür aber auf. Nichts läuft mehr, wie es eigentlich sein sollte.

Solche Schlafstörungen verfolgen viele Alkoholiker auch noch lange nach dem letzten Glas. Forschungen haben eines sehr deutlich gezeigt: Ein kaputter Schlaf ist auf Dauer eines der größten Risiken für einen Alkohol-Rückfall, auch noch nach Jahren. Irgendwie auch kein Wunder. Wer sich ständig grausig fühlt, weil er vielleicht sogar schon jahrelang nicht mehr richtig geschlafen hat, der greift leichter wieder zu.

Ich kann mich noch sehr genau erinnern, wie ich mich fühlte, als ich das erste Mal seit Jahren wieder richtig gut durchgeschlafen hatte: wie im siebten Himmel. Der Moment, in dem man die Augen aufschlägt, es ist bereits hell und nicht mehr tiefste Nacht, man ist ausgeruht und frisch. Einfach unbezahlbar.

Die Folge: Weniger Kaffee tagsüber, ich war ja ausgeschlafen. Was wiederum dafür sorgte, dass ich abends nicht allein schon durch das ganze Koffein auf der Palme saß - und ergo auch keinen Wein brauchte, um mich da wieder runterzuholen. Diese fatalen Kreisläufe zu spüren und zu durchbrechen ist ein echtes Erlebnis.

Alkohol schickt den Blutzucker auf Talfahrt

Ein niedriger Blutzuckerspiegel ist nichts Angenehmes. Die Energie fehlt, der Kopf ist leergefegt, man kann sich schlecht konzentrieren, wird fahrig, vielleicht sogar aggressiv, ängstlich und fühlt sich gestresst. Diabetiker können ein Lied davon singen - und auch über den schier unbeherrschbaren Drang, als Gegenmittel eine ganze Tafel Schokolade zu verputzen.

Es mag Sie überraschen, aber Alkoholikern geht es nicht anders. Auch deren Blutzuckerspiegel hängt ständig im Keller. Der Forscher Dr. Abram Hoffer hat 300 Alkoholiker darauf genauer untersucht. Sein Ergebnis: Alle hatten einen zu niedrigen Blutzuckerspiegel. Ein weiteres Ergebnis: Half man den Alkoholikern aus ihrem Blutzucker-Dauertief heraus, verschwanden auch angeblich „psychische“ Symptome wie Gereiztheit, Anspannung oder Konzentrationsstörungen - Dinge, die die Betroffenen eigentlich dem fehlenden Alkohol zuschrieben. Damit sank auch der Wunsch, diese „Gefühle“ mit einem Drink zu betäuben.

Eigentlich hatten die Betroffenen ein rein körperliches Problem, der Blutzuckerspiegel war zu niedrig. Der Grund: Schnaps, Wein und Co verhindern die sogenannte Glukogenese, also die schnelle Zuckergewinnung aus der Leber. Das ist die Backup-Strategie des Körpers, wenn der Blutzuckerspiegel unter ein bestimmtes Maß fällt. Normalerweise leistet unsere Leber dann Erste Hilfe. In ihr ist Zucker gespeichert, der sich fix mobilisieren lässt. Bei Alkoholikern klappt das aber nicht. Die Leber kann ihre Zuckerspeicher nicht leeren, wenn Alkohol im Spiel ist. Trinkt man zu lange, zu oft und zu viel, nimmt dieses System auch dauerhaft Schaden.

Der Körper behilft sich dafür mit Acetat. Das ist eine Substanz, die die Leber aus dem Alkohol bildet - und die der Körper ebenfalls als schnelle

Energiequelle nutzen kann. Damit hat der Körper erst mal sein aktuelles Problem gelöst. Denn ein Energiemangel wie etwa eine Unterzuckerung ist für ihn ein Alarmzustand, den er sofort beheben muss. Da ist es ihm relativ egal, ob das Alkohol oder Schokolade ist, nur muss irgendwo Energie her.

Alkohol hat leider noch einen weiteren Effekt. Er lässt ja den Kortisolspiegel im Blut steigen - und zwar als Dauerzustand. Sie erinnern sich: Kortisol ist ein Stresshormon. Es sorgt dafür, dass wir in Gefahrensituationen schnell genug Energie zur Verfügung haben, etwa, um uns zu verteidigen. Kortisol zieht auch den Insulinspiegel nach oben. Insulin und Blutzucker sind wie zwei Waagschalen: Steigt das eine, sinkt das andere. Ein hoher Insulinspiegel im Blut lässt also den Zucker noch zusätzlich fallen. Kann die Leber dann keinen Zucker bereitstellen, weil der Dauer-Alkohol das blockiert, hängt das Zucker-Energieniveau auf Tiefstand. Der Körper hat „gelernt“: Alkohol regelt das schnell - über das Acetat. Ist das Acetat abgebaut, kommen die Fressattacken. Brot, Schokolade, süßer Joghurt, Chips – egal was. Hauptsache leicht verwertbare Kohlenhydrate, um irgendwie an Energie zu kommen. Unter dem Strich kommen so natürlich auch reichlich Kalorien zusammen – was sich auf der Waage bemerkbar macht.

Genau diese Blutzucker-Achterbahn ist der Grund, warum Alkoholiker sehr häufig auch Diabetiker werden. Die Bauchspeicheldrüse macht irgendwann schlapp, wenn sie ständig große Mengen Insulin produzieren muss.

Diese tückische Unterzuckerung schleppen Alkoholiker als Dauerzustand mit sich herum. Gewissensfrage: Wie oft haben Sie eigentlich Hunger gehabt, Ihnen kam aber statt etwas Essbarem gleich das erste Glas in den Sinn? Kein Wunder: Ihr Körper hat gelernt, dass Alkohol schnelle Energie liefert. Genau fünf Minuten braucht Alkohol, um im Blut anzukommen. Ein absoluter Rekord.

Ein ständig zu niedriger Blutzuckerspiegel ist auch ein riesiger Stolperstein für alle, die dem Alkohol entsagen wollen. Denn leider erholt sich das angeschlagene Blutzuckersystem nur langsam, bei einigen sogar nie. Jedenfalls nicht, wenn man ihm nicht ein wenig hilft. Wie das geht, erfahren Sie im zweiten und dritten Teil des Buches.

Oft wissen die Betroffenen gar nichts davon. Sie verwechseln Zittern und Nervosität durch den niedrigen Blutzuckerspiegel mit dem Drang nach Alkohol und werden rückfällig. Dabei giert der Körper doch „nur" nach Energie. Sehr viele frisch Trockene berichten von einem unbändigen Verlangen nach Süßem. Selbst Menschen, die früher nie etwas Derartiges angerührt haben, futtern dann auf einmal kiloweise Eis, Schokolade und Kekse. Die Blutzucker-Achterbahnfahrt geht dadurch leider ungebremst weiter.

Alkohol ist ein Nährstoffräuber

Eiweiße, Vitamine, Mineralstoffe und Spurenelemente halten uns fit und unseren Stoffwechsel in Schwung. Der Körper benötigt sie unter anderem, um Energie zu produzieren, Hormone oder Nervenbotenstoffe herzustellen – kurz gesagt: um überhaupt zu funktionieren.

Alkohol ist der schlimmste Feind unseres Nährstoff-Haushaltes. Alkoholikern fehlen sie quasi an allen Ecken. Welche Nährstoffe das im Einzelnen sind, darauf kommen wir später zurück. Diese riesigen Mängel haben gleich mehrere Gründe. Der einfachste: Viel zu oft ersetzt Alkohol eine gesunde Mahlzeit.

Seien Sie ehrlich: Wie oft haben Sie ein Essen schon komplett ausfallen lassen, weil sie lieber getrunken haben? Oder sie haben bereits vor dem ersten Bissen ein oder gar zwei Gläser gestürzt – und hinterher den Teller nicht angerührt, weil Sie keinen Hunger mehr verspürten? Nur, um vielleicht wenig später ihren Heißhunger mit Chips, Brot oder Schokolade zu stillen? Klar, dass allein deshalb eine große Nährstofflücke gähnt.

Aber leider ist das noch längst nicht alles. Jedes Glas stellt den Körper vor die Herausforderung, den Alkohol wieder abzubauen. Dafür braucht er eigentlich sogar eine Zusatzportion Nährstoffe. Der Körper hält Alkohol zu Recht für das, was er ist: ein Gift. Deshalb setzt er alles daran, ihn möglichst schnell wieder loszuwerden. Das ist seine höchste Priorität und darum wirft er dafür alles an Nährstoffen in den Ring, was er nur hat – egal, ob sie an anderer Stelle vielleicht auch gebraucht würden. Die Alkoholentgiftung geht vor. Darunter leiden andere Stoffwechselsysteme, die eigentlich sehr wichtig für unser Wohlbefinden sind – etwa der Aufbau von Hormonen.

Zu guter Letzt noch das Sahnehäubchen: Mit einer guten Mahlzeit kann der Körper nicht mehr viel anfangen, wenn man regelmäßig trinkt. Alkohol schädigt die Oberfläche unseres Darmes. Wo normalerweise alle wichtigen Nährstoffe aus der Nahrung gefischt werden, verursacht Alkohol chaotische Zustände. Viele Nährstoffe gelangen von dort aus gar nicht mehr in den Körper.

Amerikanische Forscher haben beispielsweise gemessen, wie viel Eiweiß Menschen zu sich nehmen, die zu viel Alkohol trinken. Ihr Ergebnis: Es war sogar mehr als beim Durchschnittsbürger. So weit, so erfreulich. Dann aber untersuchten sie, wie viel davon auch wirklich im Blut ankam. Ergebnis: nur ein Bruchteil. De facto litten alle Trinker unter Eiweißmangel – obwohl sie eigentlich genug davon gegessen hatten. Der Darm konnte die Nährstoffe nicht aufnehmen.

Das ist deshalb so schlimm, weil Eiweiße auch die Grundsubstanz sind, aus denen der Körper Hirnbotenstoffe baut. Oder besser: sich gerne bauen würde. Wenn er sie denn ausreichend zur Verfügung hätte.

Eine alkoholgeschädigte Darmschleimhaut kann ihren Dienst nicht mehr richtig tun. Das betrifft nicht nur die Eiweiße. Auch Vitamine, insbesondere die so wichtigen B-Vitamine, dringen nicht mehr durch. Alkohol verhindert beispielsweise, dass unser Körper Vitamin B6 aus der Nahrung aufnehmen kann. Genau dieses Vitamin aber braucht unser Stoffwechsel, um beispielsweise die glücklich machenden Hirnbotenstoffe Serotonin und Dopamin herzustellen.

Auch das Vitamin B1 passiert die alkohol-lädierte Darmschleimhaut nicht. Dieses Vitamin wiederum ist dafür zuständig, dass wir unser Essen auch in Energie umsetzen können. Gleichzeitig braucht der Körper B1, um Alkohol abzubauen. Wem Vitamin B1 fehlt, der fühlt sich ständig müde, kraft- und antriebslos. Sind die Vitamin B1-Körperspeicher komplett leer, kommen depressive Verstimmungen hinzu, Angstzustände, die Betroffenen sind leicht reizbar und nervös, teilweise verwirrt und haben Schwierigkeiten, sich etwas zu merken. Nur als Denkanstoß: Diese Symptome, gepaart mit einem lädierten Nervenbotenstoff-System – schlimmer geht es kaum. Das Ganze begleitet vom Sirenengesang des Alkohols, dass mit nur einem Glas alles wieder gut wäre. Eine brutale Rückfall-Gefahr.

Die Beispiele gehen noch endlos weiter: Wer viel Alkohol trinkt, scheidet über den Urin zu viel Magnesium aus. Folgen eines Magnesiummangels sind wiederum Reizbarkeit, Müdigkeit oder innere Unruhe. Ganz davon abgesehen, dass der Körper Magnesium benötigt, um Nervenbotenstoffe aufzubauen. Fehlt es, klappt das nicht.

Kurz: Nährstoffmängel sind bestimmt das Letzte, was ein Alkoholiker braucht, wenn er erfolgreich trocken werden will.

Das sind alles erst mal nur kurze Beispiele. Wir kommen später noch mal auf die einzelnen Nährstoffe zurück. Klar ist: Wichtige Stoffwechsel-Prozesse im Körper klappen nicht mehr richtig, weil der Alkohol die Nährstoffe dazu geraubt hat. Ergo fühlt man sich noch miserabler. Es fehlt die Kraft für das Tagesgeschehen, man ist schlapp und müde. Viele Symptome, die man allzu leicht der „Psyche" eines Alkoholikers zuschreibt, sind wohl schlicht und ergreifend Nährstofflücken. Diese lassen sich zum Glück wieder schließen. Solange sie jedoch klaffen, steigen das Stressgefühl, der Frust, die Antriebslosigkeit – und umso näher liegt der Griff zum Glas. Jedes Glas zehrt zusätzlich an den Nährstoff-Vorräten. Die Spirale nach unten dreht sich immer schneller.

Fassen wir das Elend noch einmal kurz zusammen. Alkohol hinterlässt im Stoffwechsel ein Trümmerfeld. Die wichtigsten Nervenbotenstoff-Systeme sind aus den Fugen geraten – und damit auch die Gefühlswelt. Glück, Belohnung, Freude, Entspannung scheinen auf ewig dahin, jedenfalls ohne Alkohol. Es fehlen lebenswichtige Nährstoffe, die den Stoffwechsel am Laufen halten, die Energie liefern, das Hormonsystem im Gleichgewicht halten und dafür sorgen, dass man sich wohl fühlt. Der Blutzuckerspiegel fährt Achterbahn und hängt zumeist tief im Keller. Erholsam schlafen ist passé.

Die Lösung für die ganze Misere läge doch dabei so nah. Meint jedenfalls Goliath in seiner Höhle. Ihr Urzeitgedächtnis, Ihr Instinkt diktiert Ihnen: Ein Glas (oder zwei, drei) und die Welt ist wieder rosarot. Eine Bitte: Lachen Sie nicht zu laut, wenn Sie das nächste Mal hören: „Vom Alkohol wegzukommen, ist eine reine Kopfsache.“

Irrtum. Das ist reine Biochemie.

Noch Fragen? Zusätzliche Informationen und ständig aktuelle Meldungen sowie ein umfangreiches Stichwortregister finden Sie auf unserer Webseite www.alkohol-ade.com. Dort können Sie sich auch mit Betroffenen im Leserforum unter www.alkohol-ade.com/community austauschen.

II. Teil:

Mit Nährstoffen gegen den Alkohol

Ich weiß nicht, wie es Ihnen geht – aber mich beruhigte die Erkenntnis, dass mein Drang zum Alkohol körperliche Gründe hatte. Das war keine nebulöse Psyche und ich war auch nicht willensschwach. Ich war einfach körperlich angeschlagen, mein Stoffwechsel funkte SOS. Damit kann ich umgehen. Das ist wie mit anderen Krankheiten und Verletzungen. Einen verknacksten Fuß stützt man mit einen Verband und gibt ihm Zeit zu heilen.

Ich machte mich auf die Suche, wie ich meinem alkohol-lädierten Stoffwechsel helfen könnte, schneller wieder fit zu werden. Die Idee dahinter ist simpel. Unwohlsein ruft das Suchtgedächtnis auf den Plan. Im Umkehrschluss bedeutet das: Je wohler man sich fühlt, umso weniger triggert man den instinktiven Griff nach dem Glas. Oder, um in unserem Bild von weiter vorn zu bleiben: Der Urzeitgedächtnis-Goliath bleibt in seiner Höhle und brüllt nicht laut nach seinem Drink.

Ein Blick in die Fachliteratur zeigte mir: Nährstoffe würden meine besten Freunde werden und mir den Abschied vom Wein erleichtern. Die Rede ist von Vitaminen, Mineralstoffen und Co. Natürlich bin ich kritisch genug, nicht alles zu glauben (und zu schlucken), was hierzu angepriesen wird. Es hat Monate intensiver Recherche gekostet, bis mein Mann und ich die erste Version des Nährstoffkonzeptes für mich fertig hatten – und ich begann, die einzelnen Substanzen zu testen. Das Feintuning brauchte noch einige Zeit länger. Am Ende aber stand ein Nährstoffplan, mit dem ich den Ausstieg schaffte. Das Nährstoff-Konzept hat es mir enorm erleichtert, dem Alkohol adé zu sagen. Ich fühle mich heute genauso fit wie früher. Und vermisse nichts.

Dennoch ist eines klar: Nährstoffe alleine können keinen Alkoholiker heilen. Vitamine, Mineralstoffe, Spurenelemente und Eiweiße schließen Lücken, tragen zum Wohlbefinden bei und können damit unterstützen, die

Kurve zu bekommen. Das Nährstoffkonzept allein ist keine Therapie. Flankierend kann es meiner Meinung nach ein riesiger Gewinn sein.

Vielleicht sind Sie ja immer noch skeptisch. Kann es wirklich sein, dass Nährstoffe und Alkohol so viel miteinander zu tun haben? Nun, ich bin bei weitem nicht die Erste, die mit Vitaminen und Co gegen ihre Sucht zu Felde zog.

Der Gründer der „Anonymen Alkoholiker" war ein Nährstoffpatient

William Wilson ist der berühmteste Säufer der Weltgeschichte. Besser bekannt als „Bill W." hat er zusammen mit einem Leidensgenossen die Anonymen Alkoholiker gegründet. Man sollte meinen, er hätte fortan ein glückliches Leben geführt. Weit gefehlt. Er litt auch trocken fürchterlich.

„Bill ging es nicht gut, obwohl er schon so viele Jahre trocken war. Er litt unter enormen Angstzuständen, Schlaflosigkeit, Anspannung und Müdigkeit", erinnert sich der kanadische Arzt Dr. Abram Hoffer. Der Mediziner behandelte schon damals Alkoholiker mit Nährstoffen. Im Jahre 1958 kam auch Bill W. dazu. Hoffer weiter: „Nachdem er begann, Niacin zu nehmen [Anmerkung: Niacin ist ein B-Vitamin], verschwanden seine Symptome und sie kamen auch nicht wieder. Er war fest entschlossen, so vielen AA-Mitgliedern wie möglich den Nutzen dieses Vitamins zukommen zu lassen. Ohne es mir zu sagen, probierte er es an 30 Freunden und Kollegen aus. Alle waren trocken, aber sie alle litten immer noch, obwohl sie nicht mehr tranken." Die Erfolge waren sensationell.

Mit Hoffers Unterstützung verfasste Bill W. voller Begeisterung sein Werk „Die Vitamin B3-Therapie". Er wusste: Seine Anonymen Alkoholiker leisteten Großartiges. Sie unterstützten Alkoholiker beim Trockenwerden und Trockenbleiben. Aber irgendetwas fehlte. Die Betroffenen plagten teilweise noch nach Jahren Depressionen und sie mussten täglich neu gegen den Wunsch ankämpfen, doch wieder zu trinken. Bill W. wollte unbedingt, dass Nährstoffe fester Bestandteil der Alkoholtherapie werden. Er stellte seine

Ideen auf drei Ärztekonferenzen vor - und setzte sich fürchterlich in die Nesseln. Er hatte Königsverrat begangen und die medizinische Lehrmeinung herausgefordert.

Erinnern Sie sich an die Geschichte am Anfang des Buches über die beiden Forscher, die den Grund für Magengeschwüre gefunden haben? So erging es auch Bill W. „Man war der Meinung, dies sei nicht Bills Angelegenheit", erinnert sich Hoffer. Immerhin war Bill W. ja kein Arzt, sondern Aktien- und Finanzexperte. „Das Establishment der Psychiater der amerikanischen Ostküste hörte von Bill's Ideen und begann, sich Sorgen zu machen", schreibt Hoffer weiter.

Was er wohl meint: Alkoholismus als psychische Erkrankung zu begreifen und auch so zu behandeln, ist auch ein Geschäftsmodell. Hätte es sich durchgesetzt, dass simple Nährstoffe eine schnelle Heilung begleiten, wären die schönen, regelmäßigen Einnahmen der Psychiater gefährdet gewesen.

Hoffer erzählt von damals weiter: „Sie [gemeint sind eben diese Ärzte] wählten einen jungen Psychiater, der die Thesen in einem Schreiben an Bill W. widerlegen sollte. Ich war über die schlechte Qualität des Dokuments erstaunt, das voller Fehler steckte, es war schlecht geschrieben und hatte eigentlich nichts mit dem zu tun, was auf den Treffen diskutiert wurde. Dieser junge Psychiater wurde später zu einem der ganz großen Köpfe in der amerikanischen Psychiatrie."

Bill W. dagegen prallte gegen eine Wand des Schweigens. Leider blieb ihm auch nicht mehr viel Zeit, gegen diese anzurennen - er starb wenige Jahre später. Wir kommen auf das segensreiche Niacin und wie es Alkoholikern nutzt später noch einmal ausführlich zurück.

Dennoch gibt es durchaus Ärzte und Kliniken, die Alkoholismus auch als Stoffwechselkrankheit behandeln und die Betroffenen aus der Sucht befreien. Bereits 1981 gründete beispielsweise Joan Mathews Larson das „Health Recovery Center" im amerikanischen Minneapolis, wo Alkoholiker so behandelt werden. Ihr Buch „Seven Weeks to Sobriety" („Sieben Wochen bis zur Trockenheit") ist schon mehr als 25 Jahre alt, war ein Bestseller und verkauft sich noch heute.

Auch Abram Hoffer, der Arzt, der Bill W. kurierte, behandelte noch bis kurz vor seinem Tod Alkoholiker mit Nährstoffen. In einigen YouTube-Videos berichtet Hoffer sogar davon, wie er mit Vitaminen und Co junge Menschen behandelt hat, die dann später selbst Ärzte und Psychiater wurden. Einige landeten sogar an Universitäten und in wissenschaftlichen Fachgesellschaften. Dennoch scheint es ihnen nicht möglich gewesen zu sein, ihr Wissen in die Welt zu tragen. Die Videos finden Sie auf unserer Website unter www.alkohol-ade.com/videos/

In einem Interview wurde Hoffer gefragt, was man denn tun müsse, um sein Nährstoffkonzept gegen Alkoholismus besser bekannt zu machen. Seine Antwort: „Sie müssen es unter die normalen Leute bringen. Sie müssen die Betroffenen informieren. Von denen muss der Druck kommen."

Auf den Medizin- und Pharmabetrieb setzte Hoffer offensichtlich nicht mehr. Das Interview führte er drei Jahre vor seinem Tod im Jahre 2009. Hoffer wurde 92 Jahre alt.

Sofort-Effekt erwünscht

Kurze Erinnerung: Das Hirnbotenstoff-System eines Alkoholikers sieht aus wie nach einem Bombenangriff. Die dämpfenden Signalstoffe fehlen, genau wie die Glücksbringer. Die Belohnungs-Botenstoffe pendeln auf Minimalniveau, ihre nervös machenden Kollegen hingegen sind überreichlich vorhanden.

Übersetzt heißt das: Man fühlt sich ständig gestresst und nervös, oft genug grundlos. Immer maulig und schlecht gelaunt. Genauso fühlte ich mich auch. Meine arme Familie kann wahrscheinlich heute noch ein Lied davon singen. Völlig abhanden gekommen war mir die Freude über die kleinen Dinge des Lebens – früher fast mein Markenzeichen. Ein zwitschernder

Vogel am Morgen und mein Tag fing gut an. Nach alkoholgetränkten Jahren hörte ich den Piepmatz nicht mal mehr.

Alles war irgendwie nur noch zäh und anstrengend. Logisch, dass da abends der Korken aus der Flasche musste. Wenigstens für ein paar Stunden war die Welt dann wieder in Ordnung – beziehungsweise die Gefühle so betäubt, dass mich das Grau-in-Grau gar nicht mal mehr störte. Bis der Schlaf mich holte, aus dem ich mitten in der Nacht völlig gestresst hochschreckte. Das Spiel ging von vorn los.

Die Nährstoffmedizin ist seit über 25 Jahren mein Steckenpferd. Ich machte mich deshalb auf die Suche nach Vitaminen und Co, die mir helfen würden, mein Amok laufendes Nervenbotenstoff-System wieder auszubalancieren. Um einen möglichst raschen Effekt zu erzielen, setzte ich als Erstes bei den beruhigenden Neurotransmittern an: GABA, Glycin und die übrige Riege der Entspanner. Das Praktische dabei: Diese Botenstoffe sind ziemlich einfach gestrickte Eiweißbausteine. Jeder bessere Fitness-Shop verkauft sie.

Meine Überlegung: In kräftiger Dosierung müssten die mein Nervenkostüm eigentlich beruhigen – ohne dass ich dafür Alkohol bräuchte. Mein Körper müsste Nervenbotenstoffe ja nicht mal selbst bauen, ich könnte sie ja einfach mal schlucken. Achtung, Spoileralarm: Das Ganze hat hervorragend funktioniert.

Schritt 1: Die Ruhe zurückgewinnen

GABA – Entspannung pur

Eines unserer wichtigsten Bremssysteme ist der Nervenbotenstoff GABA. Alkohol entspannt, weil er die Wirkung von GABA nachahmt. Wer zu lange und zu viel Alkohol trinkt, dessen Körper produziert zu wenig GABA. Fällt er weg, fehlt die Bremse und Daueranspannung ist die Folge. Das Gute: GABA ist ein simpler Eiweißbestandteil und gilt deshalb als

Nahrungsergänzungsmittel, das man im Internet oder im Fitness-Shop für kleines Geld kaufen kann.

Ganz genau gesagt ist GABA eine Aminosäure, also ein Grundbaustein für Eiweiße. Mit diesen wiederum baut der Körper dann Muskelzellen, Blutkörperchen, Enzyme oder eben auch Hirnbotenstoffe.

Aminosäuren sind wie Legosteine. Aus denen können auch Flugzeuge, Drachen oder Autos entstehen. GABA ist genau eine solche Aminosäure. Das Praktische: Sie ist gleichzeitig schon ein einsatzbereiter Nervenbotenstoff. Der Körper hat also keinerlei Umbauarbeiten, er kann GABA direkt verwenden. Die entspannende Wirkung von GABA haben Leistungssportler schon lange für sich entdeckt: Nach einem harten Training gibt es für sie kaum Besseres.

Entspannende Aminosäuren waren für mich das A und O der ersten Zeit ohne Alkohol. Das ist nicht mal bahnbrechend neu: Nicht umsonst erhalten Alkoholiker in den ersten Tagen des Entzuges zur Beruhigung auch manchmal Benzodiazepine, besser bekannt als Valium. Sie haben im ersten Teil des Buches gelesen: Alkohol und Valium docken beide an Nervenstellen an, wo eigentlich GABA hingehört. Ich fand es irgendwie logisch, dafür dann GABA selbst einzusetzen.

Die positive Rolle von GABA beim Alkoholausstieg ist sehr gut erforscht. Mich hat das sehr beruhigt. Wie gesagt: Ich schlucke ja nicht alles, nur weil Dr. Google das empfiehlt. GABA gegen Alkohol – die Idee steht auf sehr soliden Füßen.

Baclofen: eine GABA-Erfolgsstory unter anderem Namen

Wie hilfreich GABA beim Weg aus dem Alkohol ist, hat die Geschichte von Baclofen gezeigt. Baclofen ist eigentlich ein Medikament, das bereits in den 60er-Jahren des letzten Jahrhunderts erfunden wurde. Baclofen ist ein GABA-Molekül, an dem im Labor noch ein wenig herumgespielt wurde. Baclofen setzt an der GABA-Andockstelle an und entspannt die Muskeln.

Deshalb wird es auch heute noch zur Behandlung von Muskelkrämpfen bei Krankheiten wie Multipler Sklerose eingesetzt. Insgesamt hat Baclofen allerdings keinen großen Staub aufgewirbelt.

Bis sich ein französischer Kardiologe, selbst schwer alkoholabhängig, auf die Suche nach Heilung machte. Olivier Ameisen hieß der Arzt. In seinem Buch „Das Ende meiner Sucht“ beschreibt er seinen Weg aus der Krankheit. Kaum zu zählen sind seine Klinikeinweisungen, die körperlichen Entzüge, Alkoholdelirien und Aufenthalte in Suchtkliniken. Nichts half. Immer wieder der Griff zur Flasche. Ameisen flehte seine Therapeuten an, ihm doch die ständige Anspannung zu nehmen – dann würde er auch nicht mehr zur Entlastung saufen müssen.

Dann stolperte Ameisen im Jahr 2000 über Studien mit Kokainsüchtigen, die das Medikament Baclofen erhalten hatten. In speziellen Hirnaufnahmen zeigte sich, dass das Medikament das sogenannte Craving unterdrückte, also den Hunger nach der Droge. Ameisen suchte weiter und fand in Italien einen Suchtforscher, der Baclofen an Alkoholabhängigen testete. Was er hörte, ermunterte ihn zu einem Selbstversuch. Er nahm Baclofen hoch dosiert ein und heilte sich damit.

Selbst Arzt, schrieb er seinen eigenen Fall auf und wollte ihn in wissenschaftlichen Magazinen publizieren – voller Hoffnung, noch vielen anderen Menschen mit seiner Entdeckung zu helfen. Was folgte, waren Jahre voller Frust. Ameisen lief gegen eine Wand. Sie erinnern sich an die Geschichten von Bill W., des Gründers der Anonymen Alkoholiker? Oder die Odyssee der Magengeschwür-Forscher?

Es war das gleiche Spiel. Es dauerte viele Jahre, bis er und eine Handvoll Mitstreiter die französischen Behörden davon überzeugen konnten, Baclofen zur Behandlung der Alkoholkrankheit zu erlauben. Wenn auch zunächst testweise für drei Jahre. In dieser Zeit fanden auch zwei große Studien statt, die die Wirksamkeit von Baclofen beim Weg aus dem Alkohol untersuchen sollten. Die Ergebnisse machen Hoffnung. Leider konnte Ameisen das nicht mehr miterleben. Der Kardiologe starb 2013 – an einem Herzinfarkt. Mittlerweile gibt es viele Untersuchungen zu Baclofen, in Frankreich ist es zur Behandlung von Alkoholkranken zugelassen.

Ich kann Ihnen Ameisens Buch übrigens sehr empfehlen. Ein beeindruckendes Dokument dafür, wie sehr die gängige Alkoholbehandlung ins Leere laufen kann. Hätte sich Ameisen durch seine Recherchen nicht selbst geheilt, hätte er sich totgesoffen. Sage nicht ich, das schrieb er selbst.

Je mehr GABA, desto weniger Alkohol: Gabapentin

Die Pharmaindustrie kam auf der Suche nach einem Medikament gegen Alkoholismus vor einigen Jahren auch auf die Idee, das sogenannte Gabapentin auszuprobieren. Die Substanz gab es schon, sie wurde ursprünglich als Epilepsiemittel entwickelt. Sie sorgt dafür, dass der Körper mehr GABA herstellt. Gabapentin wurde in mehreren Studien getestet, teilweise sogar an sehr schweren Trinkern. Die Ergebnisse waren durchaus positiv.

Bemerkenswert: Je größere Mengen Gabapentin die Trinker schluckten, umso leichter fiel ihnen die Abstinenz. Übersetzt heißt das: Je mehr der Körper zur GABA-Produktion angefeuert wurde, umso besser gelang es den Studienteilnehmern, die Finger vom Glas zu lassen. Irgendwie logisch, oder? Also noch ein Beleg dafür, dass GABA ein gutes Werkzeug gegen Alkohol ist.

Es gibt viele Studien zu Baclofen und Gabapentin. Immer wieder bestätigt die Forschung: Substanzen, die an den GABA-Rezeptor andocken, sind gut gegen Alkohol. Was ich nicht verstand: Warum hat eigentlich noch nie jemand untersucht, ob die Aminosäure GABA selbst beim Alkoholentzug hilft? Die Antwort frustrierte mich: Angeblich könne GABA gar nicht wirken, weil es nicht im Gehirn ankomme. Deshalb lohne es sich auch nicht, die Substanz gegen Alkoholsucht auszuprobieren.

Gott sei Dank habe ich davon aber erst gelesen, als ich bereits GABA schluckte und mich mit der eintretenden Entspannung sauwohl fühlte. Sonst hätte ich vielleicht von vornherein die Finger davon gelassen. So aber wusste ich: GABA entspannt mich. Das bildete ich mir auch nicht nur ein. Nun musste ich nur noch verstehen, warum.

Überall las ich: GABA passt nicht durch die so genannte Blut-Hirn-Schranke und kann deshalb nicht im Hirn wirken. Diese Schranke ist ein körpereigenes Pförtnersystem. Es wacht darüber, welche chemischen Verbindungen ins Gehirn gelangen. Das GABA-Molekül soll dort angeblich nicht hindurchpassen und ergo auch nicht aufs Gemüt wirken. Ich fand das nur wenig plausibel, denn dann dürfte Baclofen auch nicht helfen. Das passt da nämlich auch nicht durch.

Ich fand in Studien zu reinem GABA, dass man Menschen beispielsweise gegen Höhenangst verabreicht hat. Oder bei Epilepsie. Oder zur Konzentrationsförderung. Die Ergebnisse sagen, dass sich bei den Teilnehmern sehr wohl etwas verändert hat. Ergo muss doch GABA irgendwie seine Wirkung im Hirn tun.

Die mögliche Erklärung: GABA muss gar nicht ins Hirn gelangen, um dort zu wirken – wenn es denn wirklich nicht durch die Blut-Hirn-Schranke passt (was ebenfalls noch nicht endgültig bewiesen ist). GABA entfaltet eine elegante Fernwirkung. Das Hirn funkt ja nicht nur an den Körper – das läuft genauso umgekehrt. Ein Nerv, der mit geschlucktem GABA in Kontakt kommt, entspannt sich. Und gibt die Info an den Nächsten weiter, bis hoch ins Hirn.

GABA wird im Dünndarm in den Körper aufgenommen, gelangt von dort in die Blutbahn und kann ab da an den Nerven wirken. Dann geht der Datenverkehr eben nicht Hirn–Körper sondern Körper–Hirn. Möglicherweise geht das Entspannungssignal im Nervenkostüm aber sogar schon weit vorher los: Auch im Darm selbst sitzen bereits reichlich GABA-Rezeptoren. Diese gehören zum Darm-Nervensystem. Das wiederum hat eine direkte Standleitung zum Gehirn. Wie sehr unser Verdauungstrakt mit dem Gehirn verbunden ist, weiß eigentlich schon der Volksmund: „Mir ist was auf den Magen geschlagen“ oder „das muss ich erst mal verdauen“ sind nur zwei Beispiele. Bekanntlich geht ja sogar Liebe durch den Magen.

Kein Wunder. Der Magen-Darm-Trakt hat ein eigenes Nervengeflecht, das immerhin aus rund 100 Millionen Zellen besteht. Damit ist es größer als das Nervensystem im Rückenmark. Das Darm-Nervengeflecht besteht aus den gleichen Zellen wie das Gehirn, nutzt die gleichen Botenstoffe und auch die Rezeptoren sind natürlich dieselben. Das ist auch kein Wunder, denn sie entstammen einer gemeinsamen Wurzel: der sogenannten Neuralleiste des Embryos. Wächst der Fötus heran, teilt sich diese Neuralleiste später auf: Der eine Teil wandert in den Kopf, der andere in den Darm. Ihr Verbindungskabel ist der so genannte Vagusnerv. Er ist die Standleitung zwischen Kopf- und Bauchgehirn.

Dabei ist das Darmhirn die größere Quasselstrippe: 90 Prozent der Informationen gehen von ihm zum Gehirn, nur zehn Prozent in die andere Richtung. Landet eine Extraportion GABA im Darm und dockt an die dortigen Rezeptoren an, zischt die Information „Entspannung" direkt ins Oberstübchen. Das lässt sich auch beweisen. Forscher gaben Freiwilligen GABA und checkten eine Stunde später deren Hirnwellen im EEG. Ergebnis: Das Gerät zeigte bei den GABA-Kandidaten deutlich mehr Entspannung. Das GABA muss also angekommen sein. Direkt oder indirekt. Ich konnte mich also beruhigt zurücklehnen. Ich war nicht Opfer eines riesengroßen Placeboeffektes geworden. Für meine Tiefenentspannung gab es eine handfeste wissenschaftliche Begründung.

Die Russen waren es: Picamilon

Im trinkfreudigen Russland hat man sich übrigens die hilfreiche Wirkung von GABA gegen den Alkohol bereits Ender der 60er-Jahre genauer angesehen. Dort erfanden Forscher 1969 das Picamilon. Das ist GABA, an dem Niacin dranhängt. Niacin ist ein B-Vitamin. Die Forscher fanden heraus: In diesem Kombipack überwindet GABA die Blut-Hirn-Schranke und wird im Oberstübchen in GABA und Niacin zerlegt. Russische Ärzte setzen es unter dem Namen „Picanoyl" gegen die Symptome des Alkoholentzuges ein. Laut Hersteller gehen jedes Jahr über 40 Millionen Packungen Picamilon über russische Apothekentische. In Russland wird es auch gegen Angststörungen oder Konzentrationsbeschwerden eingesetzt.

Fassen wir zusammen: Studien, die die Wirksamkeit von GABA gegen den Alkohol belegen, gibt es genug. Nur eben sozusagen „über Bande gespielt". Erforscht wurden Substanzen, die letztlich eng mit GABA verwandt sind. Für mich lag nichts näher, als in den ersten Wochen ohne Alkohol die Aminosäure zur Beruhigung meines angeschlagenen Nervenbotenstoff-Systems einzusetzen.

Taurin und GABA – wirklich beste Freunde

Wenn in der Wissenschaftsliteratur von GABA die Rede ist, dann ist auch meist das Taurin nicht weit. Gehört haben Sie den Namen sicherlich schon. Taurin steckt in den viel gepriesenen Energy-Drinks. Lassen Sie sich aber nicht verwirren: Nicht das Taurin darin verleiht angeblich Flügel und putscht auf. Das macht das reichlich enthaltene Koffein. Taurin macht genau das Gegenteil: Es beruhigt und entspannt.

Warum es in diesen Drinks drinsteckt, bleibt wohl das Geheimnis des Erfinders. Vielleicht ist es auch nur ein Marketing-Gag. Denn angeblich wurde Taurin das erste Mal in Stierhoden entdeckt. Stimmt aber gar nicht: Es war die Ochsengalle. Nur klingt das weit weniger verkaufsfördernd.

Taurin ist wie GABA ein Eiweißbaustein, eine Aminosäure – und ebenso im Fitness-Shop oder bei Amazon zu finden. Anders als GABA ist Taurin kein Nervenbotenstoff, benimmt sich aber wie einer. Taurin dockt im Gehirn da an, wo GABA hingehört. Taurin passt an den GABA-Rezeptor. Und wieder gilt: Ist der GABA-Rezeptor besetzt, funkt das Hirn „Entspannung". Praktischerweise rutscht Taurin durch die Blut-Hirn-Schranke. Was man schluckt, kommt also auch direkt im Kopf an. Damit wirken GABA und Taurin Hand in Hand und verstärken gegenseitig ihren entspannenden Effekt.

Taurin hilft, dem Alkohol fernzubleiben. Das weiß auch die Pharmaindustrie. Deren Forscher haben ein wenig am Taurin-Molekül herumgespielt und daraus das N-Acetylhomotaurin gebastelt. Die Substanz kam als „Acamprosat" auf den Markt und wird gegen Alkoholmissbrauch verschrieben. Ich finde, das Original hat deutlich mehr Charme. Die Aminosäure hat keine Nebenwirkungen wie Impotenz oder Hautausschläge, die im Beipackzettel von Acamprosat aufgelistet sind.

Taurin kann sogar noch mehr. Es ist ein wahres Multitalent, wenn es darum geht, das alkoholgeplagte Hirn wieder auf Vordermann zu bringen. Taurin imitiert nicht nur GABA, es kurbelt auch die körpereigene GABA-Produktion wieder an – und zwar genau dort, wo es gebraucht wird: im Gehirn. Ebenso lässt Taurin die verkümmerten GABA-Rezeptoren wieder sprießen. Obendrein schaltet Taurin die Andockstellen des Aufreger-Botenstoffes Glutamat auf stumm. Davon hat das alkoholgeflutete Hirn ja mehr als normal, und das macht Probleme. Taurin stellt das einfach ab, das überschießende Glutamat wird wirkungslos. Als Bonus obendrauf erhöht Taurin auch noch die Menge des Belohnungsbotenstoffes Dopamin im Gehirn, ebenfalls Mangelware nach jahrelangem Alkoholkonsum. Was will man mehr?

Der Dritte im Bunde: Glycin

Auch Glycin ist eine entspannende Aminosäure und gleichzeitig Nervenbotenstoff. Glycin ist ein echter Joker in der ersten Zeit ohne Alkohol – in der es vor allem darum geht, die aufgeregte Hirnchemie zu beruhigen. Eine Extraportion Glycin hat mir enorm geholfen.

Ein Blick in die Fachliteratur zeigt: Auch dieser Aminosäure ist die Pharmaindustrie natürlich schon auf der Fährte. Der Gigant Merck Sharp & Dohme hat im Jahr 2013 ein Patent für eine Substanz erhalten, die für mehr Glycin am Nerv sorgt. An Nagetieren hat der Hersteller seinen Wirkstoff bereits getestet. In der Patentschrift steht, dass die Substanz sehr deutlich das Verlangen nach Alkohol reduzieren soll.

Das kann ich absolut bestätigen. Die Kombi GABA und Glycin machte mich so schön ruhig, dass der Wunsch nach einem Entspannungsglas gar nicht erst aufkam. Allerdings ist es wirklich nur eine angenehme Ruhe – kein Gefühl der Benommenheit oder Müdigkeit. Mein Sohn würde dazu wahrscheinlich eher „cool“ oder „gechillt“ sagen.

Nebenbei bemerkt: Glycin entspannt nicht nur. Es fördert auch zusammen mit Vitamin B3 (also Niacin) die Produktion des sogenannten Wachstumshormones. Das ist so etwas wie die universelle Reparatursubstanz des Körpers. Außerdem ist Glycin Bestandteil des Glutathions. Das ist eine der stärksten Zellschutz-Substanzen überhaupt und ebenfalls so eine Art Körperfeuerwehr, wenn es um Heilung geht. Damit leistet Glycin auch noch einen super Beitrag, damit der Körper sich vom Alkohol erholen kann.

Nieder mit dem Kortisol: Phosphatidylserin

Wer zu viel Alkohol trinkt, schwimmt im Stresshormon Kortisol. Die Folge: Man fühlt sich angestrengt, gereizt und kann sich nicht konzentrieren. Entspannung ist mit einem ständig zu hohen Kortisolspiegel nicht drin. Außerdem stört Kortisol empfindlich den Schlaf. Aber es gibt eine natürliche Kortisolbremse: die Fettsubstanz Phosphatidylserin. Wer sie nimmt, wird ruhiger, kann klarer denken und besser schlafen. Ein echter Partner in den ersten Wochen ohne Alkohol.

Die Ruhe liegt im grünen Tee: Theanin

Verstärkung bekommt die Kortisolbremse Phosphatidylserin von einer Aminosäure, die auch im grünen Tee steckt: dem Theanin. Das hat gleich einen Doppeleffekt: Es verstopft die Andockstellen des Aufreger-Botenstoffes Glutamat, von dem man in der ersten Zeit ohne Alkohol viel zu viel im Blut hat. So kann das Glutamat nicht wirken, Theanin schaltet seine Wirkung stumm. Gleichzeitig kurbelt es die Produktion des beruhigenden GABA im Gehirn an, genauso wie die des Glücksbotenstoffs Serotonin und dem Belohnungsbotenstoffs Dopamin. Beide sind ja in der ersten alkoholfreien Zeit knapp.

Es hat ein wenig gedauert, bis ich meine beruhigende Amino-Kombination ausgeknobelt hatte. Das Ergebnis aber konnte sich sehen lassen: Das Team aus GABA, Glycin, Taurin, Theanin und Phosphatidylserin war für mich wirklich unschlagbar.

Schritt 2: Das Frohsystem wieder ankurbeln

Tryptophan: die Ursuppe für Glück und Schlaf

Den Glücksbotenstoff Serotonin haben Sie schon kennen gelernt. Leider gibt es Serotonin nicht fertig zu kaufen, wie etwa GABA, Taurin oder Glycin. Das muss der Körper sich selbst basteln. Dazu braucht er die Aminosäure Tryptophan als Baustoff. Hat er daraus das Serotonin hergestellt, kann er dies noch mal umbauen: zum Melatonin. Das Hormon stößt zur Nachtzeit den Schlaf an. Wem es fehlt, der kann nicht gut ein- und durchschlafen. Tryptophan ist also gleichzeitig ein Schlüssel für das Glücksgefühl und den gesunden Schlaf.

Alkohol legt das Serotoninsystem in Schutt und Asche, haben Sie weiter vorn gelesen. In den ersten trinkfreien Wochen braucht es deshalb Unterstützung, dachte ich mir. Darum ist Tryptophan ebenfalls auf unserem Nährstoffzettel gelandet. Eine Extraportion gute Laune und ein Klacks guter Schlaf – das klingt nach einem guten Rezept. Wie gut Tryptophan der Stimmung tut, ist sehr gut erforscht.

Der Tryptophan-Krimi

Die Wirkung von Tryptophan bei Depressionen ist gut erforscht. Noch bis weit in die 80er-Jahre wurde es dagegen auch weltweit eingesetzt. Dann geschahen zwei Dinge fast zeitgleich. Nun bedeutet eine zeitliche Nähe von zwei Ereignissen nicht zwingend, dass sie miteinander zu tun haben. Ins Grübeln kann man trotzdem kommen.

Im Jahre 1987 kam in den USA das erste Antidepressivum aus der Gruppe der Serotoninwiederaufnahme-Hemmer (SSRI) auf den Markt, also ein Medikament, das den Serotoninspiegel künstlich hochhält. Nur ein Jahr später sorgte der sogenannte Tryptophan-Skandal dafür, dass die Aminosäure komplett verboten wurde.

Was war passiert? Eine japanische Herstellerfirma hatte unerlaubte, gentechnisch veränderte Bakterien zur Tryptophanproduktion eingesetzt. Das so entstandene Tryptophan entsprach aber nicht mehr der natürlichen Aminosäure. Daraufhin erkrankten schätzungsweise 1.500 Menschen an einer sonst sehr seltenen Erkrankung, dem Eosinophilie-Myalgie-Syndrom (EMS). Dreißig von ihnen starben. Schuld war das unsaubere Tryptophan. Schnell war der verantwortliche Hersteller gefunden. Nur sein Produkt war Wurzel des Übels, alle anderen Hersteller arbeiteten sauber.

Trotzdem wurde Tryptophan komplett verboten. Das Verbot erstreckte sich auf alle Hersteller und galt in den USA, Kanada und Europa – für ganze 16 Jahre. Ein vollständiges Verbot für so lange Zeit ist mehr als radikal und eigentlich unverhältnismäßig. Vor allem, wenn man bedenkt, dass es weder in Europa noch in Kanada einen einzigen Krankheitsfall gegeben hatte. Merkwürdigerweise hatten die zuständigen Behörden aber kein Problem damit, dass Tryptophan weiterhin in Babynahrung oder Dialysemedikamenten steckte. Dort wurde es nie verboten. Aber zur Behandlung von Depressionen stand die Aminosäure nicht mehr zur Verfügung. Das einzige Mittel auf dem Markt waren ab dann nur noch die pharmazeutischen Antidepressiva.

In den Tryptophan-Verbotsjahren überschwemmten weitere Medikamente gegen Depressionen den Markt. Als Tryptophan wieder erlaubt wurde, setzte die Pharmaindustrie bereits mehr als 11 Milliarden US-Dollar jährlich mit diesen SSRI-Antidepressiva um. Tryptophan zur Behandlung von Depressionen war diskreditiert und quasi vom Radar verschwunden. Heute schluckt mehr als jeder zehnte Amerikaner Antidepressiva. Der Pharmaumsatz mit diesen Medikamenten lag 2017 bei knapp 15 Milliarden US-Dollar.

Das Gruseligste daran: Sie wirken wahrscheinlich nicht mal. Doch, Sie haben richtig gelesen. Antidepressiva haben die gleiche (Nicht-)Wirkung wie Placebos, also Tabletten ohne Wirkstoff. Das sagt nicht irgendeine Verschwörungsseite, sondern das steht im renommierten British Medical Journal (BMJ).

Zu dieser Erkenntnis kamen Forscher, die sich stolze 522 Studien zum Nutzen von Antidepressiva vorgeknöpft und ausgewertet hatten. Über 116.000 Patienten hatten die Studien insgesamt untersucht. Man darf sich das gerne auf der Zunge zergehen lassen: Jeder zehnte Bewohner der westlichen Welt schluckt ein Medikament mit teilweise heftigen Nebenwirkungen – und es hilft womöglich nicht besser als ein Lutschbonbon.

Als Tryptophan wieder verkäuflich war, fing ein neues Sperrfeuer gegen die Aminosäure an. Man untersuchte, ob der Serotoninspiegel im Hirn steigt, wenn man Tryptophan einnimmt. Die Forscher kamen zu dem Schluss: kaum. Dem geneigten Leser überließ man damit die Schlussfolgerung, Tryptophan könne ja deshalb auch nicht bei Depressionen helfen.

Wer sich besser auskennt, wundert sich nicht einmal über das Ergebnis der Forscher. 95 Prozent allen Serotonins speichert der Körper in der Magen-Darm-Schleimhaut und den Blutplättchen – und nicht im Gehirn. Deshalb steigt der Serotoninspiegel im Gehirn auch kaum, wenn man Tryptophan schluckt, das verschwindet in ganz anderen Speichern. Aber natürlich suggerieren solche Untersuchungen: Tryptophan hat keinen Einfluss auf den Serotoninspiegel im Gehirn und hilft deshalb auch nicht bei Depressionen. Tut es aber doch.

Die Niacin-Connection

Das Tryptophan hat einen wichtigen Partner, wenn es um die Stimmung geht. Die Rede ist vom Vitamin B3, auch Niacin genannt. Es war das Herzensprojekt des Mitgründers der Anonymen Alkoholiker Bill W. Er schätzte es unter anderem, weil es ihn von seinen Depressionen erlöste. Zwischen Tryptophan und Niacin besteht ein spannender Zusammenhang. Im Notfall kann der Körper aus Tryptophan das Niacin selbst herstellen.

Ein Alkoholiker betreibt Raubbau an seinen Niacinvorräten: Es spielt eine sehr wichtige Rolle beim Alkoholabbau. Wer viel Alkohol trinkt, dem fehlt Niacin quasi zwangsläufig, obwohl er es dringend bräuchte. Alkohol verhindert zudem, dass Niacin ordentlich aus der Nahrung aufgenommen werden kann. So wird das Niacin doppelt zur Mangelware: hoher Verbrauch – geringer Nachschub. Sind die Niacinspeicher leergepumpt, schaltet der Körper auf Notbetrieb und produziert es aus Tryptophan selbst. Damit betreibt er Raubbau am Grundbaustein für den Glücksbotenstoff Serotonin. Folge: Die Stimmung rutscht in den Keller. Der Tryptophan-Kahlschlag ist gewaltig, wenn der Körper an diese Reserven muss, um Niacin zu bauen. Aus 60 Milligramm Tryptophan produziert er nur ein Milligramm Niacin. Der Niacin-Tagesbedarf eines gesunden Erwachsenen liegt bei ungefähr bei 20 Milligramm - wenn er keinen Alkohol trinkt. Kommt nichts aus der Nahrung, müssen rund 500 Milligramm Tryptophan dafür dran glauben. Das ist ziemlich genau die Menge, die ein gesunder Mensch eigentlich für seinen täglichen Serotoninstoffwechsel braucht. Die ist dann aber weg.

Diese Mengen gelten für gesunde Nichttrinker. Alkohol verschlimmert die Misere um ein Vielfaches. Ratzfatz sind die Tryptophanspeicher leer, das Serotoninsystem liegt am Boden. Kein Wunder also, dass Depressionen leider zum Alltag vieler Menschen gehören, die zu viel Alkohol trinken. Einer der Gründe ist der Niacinmangel, in den Alkoholiker quasi zwangsläufig hineinrutschen. Wir kommen später im Kapitel zu den B-Vitaminen noch mal auf das Niacin zurück.

Schritt 3: Das Belohnungssystem auf Vordermann bringen

Dopamin: Einfach füttern funktioniert nicht

Schön wäre es, auch unseren anderen Froh-Botenstoff mit Nährstoffen füttern und damit wieder aufpäppeln zu können. Leider ist das Dopamin aber ein kniffligerer Fall. Der Rohstoff für das Dopamin ist die Aminosäure Tyrosin. Auch die kann man kaufen. Ich bin anfangs aber kräftig damit auf die Nase gefallen. Was war passiert? Frohen Mutes bestellte ich mir Tyrosin in der festen Überzeugung, jetzt auch dem Dopaminsystem Beine machen zu können. Ich nahm eine gar nicht zu knappe Menge morgens auf leeren Magen, um genau zu spüren, wie es wirkt. Knapp 30 Minuten später bereute ich es bitter: schneller Puls, flirrende Gedanken und das allgemeine Gefühl, supergestresst zu sein.

Puh, das war unerwartet. Also wieder ran an die Recherche. Was war da schief gelaufen? Denn irgendetwas stimmt ja nicht mit meinen Nervenbotenstoffen. Was ich spürte, war starker biochemischer Stress. Mein Ansatz: Irgendwas im Stoffwechsel musste durch den Alkohol noch angeschlagen sein und er lief nicht so, wie gewollt. Ich wurde relativ schnell fündig und was ich fand, war hochspannend.

Es gibt gleich zwei Erklärungen. Die erste: Um Dopamin zu bauen, braucht der Körper eine Art Katalysator, ein Enzym. Das trägt den sperrigen Namen Tyrosinhydroxylase. Dieses feuert der Alkohol zu Höchstleistungen an. Das Dumme nur: Die Tyrosinhydroxylase bastelt aus dem Dopamin auch Adrenalin und Noradrenalin. Normaler Weise stoppt sie rechtzeitig. So ein hyperaktives Enzym aber ist kaum zu bremsen. Offenbar übertreibt es der Stoffwechsel und statt von allem ein wenig zu produzieren (also Dopamin, Adrenalin und Noradrenalin) geht alles rein in die Stress-Nervenbotenstoffe. Schon mal nicht, wie gewollt. Aber ich fand noch mehr.

Es gibt noch ein weiteres Enzym, das der Alkohol quasi hyperaktiv macht und das deshalb dem Nervenbotenstoff-System ins System pfuscht. Die Rede ist von der Alkoholdehydrogenase, kurz ADH. Es hat eigentlich nur die Aufgabe, den Alkohol aufzuspalten und damit unschädlich zu machen. Wer dauernd und viel trinkt, der hat auch ständig viel ADH im Blut. Der Körper will den Alkohol nicht und hält die ADH-Feuerwehr in Alarmbereitschaft.

ADH ist chemisch ein ziemliches Multitalent. Dummer Weise knackt es nicht nur Alkohol, sondern zerlegt auch gleich noch die Nervenbotenstoffe Dopamin und Serotonin in Einzelteile. Dafür ist das Enzym eigentlich nicht da, das ist mehr so ein ungewollter Effekt. Wenn nicht übermäßig viel ADH im Blut herum schwimmt, dann fällt das auch nicht ins Gewicht. In der ersten Zeit ohne Alkohol wird das aber zum Problem. Dann knüppelt die noch unnatürlich hohe ADH das ohnehin angeschlagene Serotonin- und Dopaminsystem noch weiter hinunter.

Fazit: Offenbar war mein Enzymsystem in der ersten Zeit ohne Alkohol noch nicht so weit, um Tyrosin vertragen zu können. Ich habe es zu Beginn des zweiten Monats noch mal probiert. Seitdem tut es mir enorm gut. Ich bin wacher, fitter und froher.

Forscher sind noch einer Substanz auf der Spur, die das Dopaminsystem kräftig aufmöbelt. Diese Rede ist vom Acetylcystein, einem Abkömmling der Aminosäure Cystein. Die Werbung kürzt den Zungenbrecher auch gerne ab: ACC. Schon mal gehört? „ACC – der Hustenlöser". Genau. Pünktlich zur Erkältungszeit erscheint die Werbung dafür an jeder Ecke. In den Brausetabletten oder Pillen steckt nichts anderes als genau dieser Verwandte der Aminosäure Cystein.

Acetylcystein macht dem Dopaminsystem ordentlich Beine. Das haben Ärzte sogar bei Parkinsonpatienten erforscht. Also den Kranken, denen das Dopamin so stark fehlt, dass sie davon die Schüttellähmung bekommen. Die Forscher gaben Parkinsonkranken ACC und stellten mit Spezialaufnahmen des Gehirnes fest, dass das Dopamin wieder zu sprudeln begann.

Ich fand das alles ziemlich überzeugend. Weil ACC außerdem auch einer alkoholgeschädigten Leber wieder schneller auf die Beine hilft, steht es im Programm. Außerdem ist die Aminosäure Cystein darin auch noch ein Booster für das Immunsystem. Schöne Haut und Nägel gibt es gratis obendrauf. Ein wenig eitel darf man ja auch mal sein, oder?

Schritt 4: Den Blutzuckerspiegel beruhigen

Glutamin bringt die Balance zurück

Sie haben weiter vorn gelesen, wie der Alkohol den Blutzuckerspiegel durcheinanderbringt. Zu viel Wein, Bier und Co schicken ihn dauerhaft in den Keller. Die Folge kennen Sie wahrscheinlich. Man fühlt sich ständig zittrig und nervös. Bei mir ging das bis hin zu Angst- und Panikattacken. Auf jeden Fall fuhr meine Stimmung Achterbahn, konzentrieren konnte ich mich quasi gar nicht – und wehe, mich sprach jemand schief an. Der konnte was erleben, so geladen war ich.

Ob auch bei Ihnen der niedrige Blutzuckerspiegel der Grund für ähnliche Gefühle ist, können Sie leicht herausfinden. Sackt Ihnen die Stimmung wieder mal in den Keller (und der Gedanke an Alkohol meldet sich), essen sie einfach ein Stück Traubenzucker, statt zum Glas zu greifen. Der zischt schnell ins System und hebt den Blutzuckerspiegel an. Horchen Sie nach zehn Minuten noch mal in sich rein: Stimmung besser? Gedanken an Alkohol verflogen?

Der Traubenzucker-Test ist praktisch. Und auch als Erste-Hilfe-Maßnahme gerade in der ersten trockenen Zeit sollte ein Stück Süßes einen festen Platz in Ihrer Tasche haben. Besser das, als Alkohol zu trinken. Trotzdem ist es keine Lösung, den Süßkram auf Dauer und in größeren Mengen zu futtern. So fährt der Blutzuckerspiegel weiterhin Achterbahn, das Insulinsystem kommt nicht zur Ruhe, jedes Blutzuckertief weckt potenziell den Wunsch, Alkohol zu trinken.

Es gibt eine Aminosäure, die versorgt unsere Körperzellen mit schneller Energie, lässt aber den Blutzuckerspiegel nicht wild in die Höhe schießen und wieder abstürzen. Das geschundene Insulin kann zur Ruhe kommen, Blutzucker-Hänger gibt es nicht mehr. Die Rede ist vom Glutamin. Sein dickstes Plus: Auch das Gehirn kann es direkt in Energie umsetzen, es fördert die Konzentration. Nicht umsonst findet sich zehnmal mehr Glutamin im Gehirn als im Rest des Körpers. Angenehmer Nebeneffekt des Glutamins: Es verhindert Heißhungerattacken, schneller satt ist man auch. Mit Glutamin fällt es vielen sehr viel leichter, sich vernünftig zu ernähren, Schokolade und Chips im Regal zu lassen. Das macht sich natürlich auch auf der Waage bemerkbar. Wie gesagt: eine Aminosäure mit sehr angenehmen Nebeneffekten.

Der Körper braucht Glutamin auch noch für andere Dinge. Aus der Aminosäure baut der Körper beispielsweise den entspannenden Botenstoff GABA. Fehlt Glutamin, kann er auch kein GABA bauen. Und: Glutamin ist echte Power-Nahrung für die Darmschleimhaut. So hilft die Aminosäure, den angeschlagenen Verdauungstrakt von Alkoholikern schneller wieder zu reparieren, damit umso rascher wieder alle Nährstoffe aus der Nahrung aufgenommen werden können.

Übrigens: Wenn es darum geht, den Blutzuckerspiegel stabil zu halten, hat das Glutamin in zwei Spurenelementen die perfekten Helfer: Zink und Chrom. Das Dumme ist: Alkohol raubt dem Körper auch diese beiden, vor allem Zink spült er kräftig aus dem Körper. Da Zink auch noch an vielen anderen Stoffwechselvorgängen beteiligt ist, ist der Schaden dadurch mehrfach größer. Wem Zink fehlt, der wird beispielsweise depressiv, manchmal sogar psychotisch, hat wenig Energie und Antrieb. Wer die Finger vom Alkohol lassen will, tut also sehr gut daran, die Zinklücken zu schließen. Als Bonus obendrauf erhält er ein fittes Immunsystem: Zink ist hierfür unverzichtbar.

Schritt 5: Schlafen wie ein Baby

Erholsamer Schlaf ist sehr wichtig, wenn man erfolgreich vom Alkohol weg will. Anders ausgedrückt: Wer frisch trocken ist und schlecht schläft, hat ein viel höheres Risiko, nach kurzer Zeit doch wieder zum Glas zu greifen. Dummerweise stört Alkohol den Schlaf auch langfristig. Auch wer nicht mehr trinkt, hat häufig auch nach Wochen oder Monaten noch Schlafprobleme. Praktischerweise haben einige Eiweißbausteine, die Sie bereits kennen gelernt haben, eine Doppelfunktion. Sie beruhigen, entspannen – und lassen einen auch gut schlafen.

Allen voran leisten die Aminosäuren GABA, Glycin und Theanin auch beim Thema Schlaf ganze Arbeit. Sie sind ja entspannende Nervenbotenstoffe. Der Clou: Sie beruhigen nicht nur den Kopf. Sie entfalten ihre Wirkung im ganzen Körper, speziell an den Muskeln. Sind Körper und Geist bestens entspannt, gleitet es sich umso leichter in einen guten, langen Schlaf. Ihre Wirkung verstärkt die Fettsäure Phosphatidylserin, auch diese haben Sie schon kennen gelernt. Sie hält das Stresshormon Kortisol in Schach.

Auch das Tryptophan ist hier noch mal gefragt. Sie kennen es bereits als Rohstoff für den Glücksboten Serotonin. Sobald es allerdings dunkel wird, baut der Körper das Serotonin noch mal um. Es entsteht das Hormon

Melatonin, das den Schlaf anstößt. Vom Melatonin haben Sie vielleicht sogar schon gehört: Es ist bei Vielfliegern sehr beliebt, die häufig über den großen Teich jetten und deshalb ständig mit anderen Zeitzonen klarkommen müssen. Jetsetter nehmen Melatonin als Tablette ein, um in den richtigen Schlafrhythmus zu kommen.

Ich habe mir für die ersten Wochen zusätzlich zu meinem Entspannungs-Aminosäuren-Mix Melatonin gegönnt. Schnell wieder richtig und erholsam schlafen zu können, das war für mich enorm wichtig. Ausgeschlafen zu sein ist ein echter Stimmungsturbo. Ich wollte nicht wieder wegen einer durchwühlten Nacht in den Kreislauf „Müde - kaputt - gestresst - ein Glas Wein bitte" zurückfallen.

Das langfristige Wohlbefinden

Mein Erste-Hilfe-Paket funktionierte wirklich hervorragend. Die Nährstoffe darin beruhigten mich, sorgten dafür, dass ich ausgeglichen und leistungsfähig war. Ich schlief prima, meine Stimmungslage besserte sich von Tag zu Tag, der abendliche Schrei nach Alkohol war maximal noch ein Piepsen und gut beherrschbar. Trotzdem wollte ich all diese Sachen ja nicht mein Leben lang schlucken. Irgendwann sollte sich mein Stoffwechsel von der Alkohol-Schlagseite erholen und wieder allein rundlaufen.

Deshalb habe ich weiterrecherchiert. Mein Ansatz war, dem Körper Hilfe zur Selbsthilfe zu geben. Mein erster Blick ging dorthin, wo der Alkohol besonders wütet: zur zentralen Chemiefabrik unseres Körpers, der Leber.

Pflege für die Leber – sie hat genug gelitten

Alkohol stresst die Leber, das ist hinlänglich bekannt. Immerhin ist sie die Entgiftungszentrale unseres Körpers. Bei ständiger Alkoholflutung fährt sie Schwerlastbetrieb. Entgiftung ist aber nur eine ihrer Aufgaben, sie leistet noch viel mehr. Die Leber ist ein riesiger Nährstoffspeicher, ein penibler Filter und eine bombastische Chemiefabrik.

Alles, was über den Darm in den Körper gelangt, landet erst mal in der Leber. Dort wird sortiert: Vitamine, Zucker, Aminosäuren packt die Leber auf die Seite und speichert sie. Bei Bedarf gibt sie diese wieder ins Blut ab. Findet sie alte oder defekte Blutzellen oder gar Bakterien, filtert sie diese heraus. Täglich produziert die Leber etwa einen Liter Galle, die sie in den Darm spritzt, damit der ordentlich arbeiten kann.

In der Leber entstehen auch die meisten aktiven Schilddrüsenhormone. Ja, richtig gelesen. Mehr als die Hälfte des „T3-Hormons" produziert nicht das kleine Knubbelorgan am Hals, sondern die Leber. Bei vielen Menschen mit Alkoholproblemen laufen die Schilddrüsenhormone nicht rund. Kein Wunder: Ist die Leber angeschlagen, funktioniert dieser Stoffwechsel nicht mehr richtig.

Das sind nur einige Schlaglichter darauf, was die Leber alles leistet. Klar ist aber: Alkohol zwingt sie in die Knie – und damit auch Schlüsselprozesse im Stoffwechsel. Je schneller die Leber wieder fit ist, umso schneller fühlt man sich besser.

Ein Kickstart für die Leber ist gefragt. Den ermöglicht unter anderem die Aminosäure Methionin – ein echtes Multitalent im Körper. Der Leber hilft Methionin, Fett abzubauen, das sich durch zu viel Alkohol dort einlagert. Je weniger Fett, desto besser kann die Leber arbeiten. Das ist aber nur eine der vielen günstigen Wirkungen des Methionins. Die Stoffwechselkreisläufe sind teilweise recht kompliziert und keine leichte Lektüre. Nehmen Sie also einfach mit: Methionin macht eine angeschlagene Leber schneller wieder fit, schützt die Bauchspeicheldrüse – und kurbelt darüber hinaus auch noch den restlichen Stoffwechsel an. Weiter vorn haben Sie bereits die Aminosäuren Glutamin und Taurin kennen gelernt. Beide sind auch echte Leberfreunde und helfen ihr bei der Entgiftung. Taurin lässt darüber hinaus die Verdauungssäfte sprudeln. Der Körper braucht es, um Galle herzustellen. Glutamin hingegen ist unverzichtbar, um Ammoniak abzubauen.

Ein Entgiftungsturbo für die Leber ist auch das Acetylcystein (ACC), eine aminosäureähnliche Substanz, die Sie bereits als Dopaminhelfer kennen gelernt haben. Wieder ein Nährstoff, der mehrere Fliegen mit einer Klappe schlägt. Wie sehr ACC die Leber auf Trab bringen kann, wissen vor allem Intensivmediziner. Sie setzen es bei Patienten mit akuter Lebervergiftung ein – etwa, weil sie zu große Mengen Schmerzmittel geschluckt haben. Auch bei Knollenblätterpilzvergiftungen kommt ACC zum Einsatz.

Arginin kümmert sich um den Blutdruck

In den ersten Tagen und Wochen ohne Alkohol steigt bei vielen Neu-Abstinenten der Blutdruck deutlich an. Bemerkbar macht sich das mit Kopfschmerzen, Schwindel und Müdigkeit. Stellen sich diese Beschwerden bei Ihnen ein, lassen Sie den Blutdruck bitte kontrollieren. Das machen heute auch schon viele Apotheken. Ist er zu hoch, gehen Sie bitte zum Arzt. Der Arzt muss dann entscheiden, ob vielleicht für die ersten Wochen ohne Alkohol ein Blutdrucksenker nützlich und nötig ist. Bis zu einem Blutdruck von 159 zu 99 sprechen Ärzte noch von einem milden Bluthochdruck. Das bedeutet aber nicht, dass man nichts dagegen unternehmen sollte.

Es gibt eine ganze Reihe von Nährstoffen, die den Blutdruck senken. Praktischerweise sind viele davon Allrounder und haben mehrere positive Effekte. Gut für den Blutdruck ist das Niacin (Vitamin B3), das Sie bereits als entspannendes Multitalent kennen gelernt haben. Genauso helfen die Mineralstoffe Magnesium, Kalium und Kalzium, den Blutdruck zu senken. Zu ihnen kommen wir gleich noch. Einen perfekten Partner haben die Mineralien in der Aminosäure Arginin.

Arginin ist ein ganz besonderer Eiweißbaustein. Es enthält viel Stickstoff. Dieser reagiert mit den Wänden unserer Adern und lässt die Blutgefäße erschlaffen. Dadurch sinkt der Blutdruck. Alkohol wirkt ähnlich. Allerdings enthält er selbst keinen Stickstoff, sondern quetscht Vorrats-Stickstoff aus den Innenwänden der Blutgefäße. Die Wirkung aber ist gleich: Die Gefäße erschlaffen, der Blutdruck sinkt. Auf Dauer zerschießt Alkohol leider das natürliche Arginin im Körper. Alkohol verändert es chemisch, es wird für den Körper unbrauchbar. In der Folge bekommen die Blutgefäße aus dem natürlichen Arginin keinen Stickstoff mehr, der Blutdruck steigt.

Für mich war klar: Arginin als Stickstofflieferant musste mit ins Tagesprogramm. Arginin entspannt übrigens nicht nur die Blutgefäße, sondern den ganzen Körper. Zusätzlich eine sehr willkommene Wirkung, gerade in der Anfangsphase. Im Tierversuch konnten Forscher auch zeigen, dass Arginin generell Alkohol-Entzugssymptome deutlich reduziert.

Arginin bietet ein Schmankerl am Rande

Arginin stellt die Blutgefäße weit. Das fördert auch die Durchblutung. Generell schon mal eine gute Sache – an bestimmten Körperstellen allerdings ganz besonders. Eine gute Durchblutung fördert die männliche Erektion. Nichts anderes macht übrigens das Medikament Sildenafil, besser bekannt als Viagra. Lästermäuler nennen Arginin deshalb auch „Viagra für Arme". Arginin hat nicht die unangenehmen Nebenwirkungen der Potenzpille, natürlich ist es auch nicht so stark. Trotzdem wirkt es deutlich stimulierend – und das nicht nur bei Männern. Auch die weiblichen Geschlechtsorgane werden durch Arginin besser durchblutet, was den Appetit auf Sex ebenfalls steigert.

Das unschlagbare Trio: Kalzium, Kalium und Magnesium

Alkohol treibt anfangs Wasser aus dem Körper. Dabei reißt es gleich drei wichtige Mineralien mit ins Klo: Magnesium, Kalzium und Kalium. Auf Dauer verliert sich dieser ausschwemmende Effekt und verkehrt sich ins Gegenteil, der Körper hält dann das Wasser zurück. Das sammelt sich im Gewebe zwischen den einzelnen Zellen. Deshalb sehen viele Alkoholiker so aufgedunsen und aufgeschwemmt aus. Das bedeutet aber nicht, dass der Mineralstoffverlust gestoppt ist. Staut sich durch den Alkohol Wasser in den Zellzwischenräumen, treten die Mineralien aus den Zellen hinaus, weil sie dem Wasser hinterherwandern. Dann befinden sie sich außerhalb der Zelle und stehen für den Stoffwechsel nicht mehr zur Verfügung.

Viele Untersuchungen zeigen, dass bei Alkoholikern große Mineralstoff-Lücken klaffen. Und das hat Folgen. Kalium regelt beispielsweise den

Herzschlag und sorgt für eine ordentliche Muskel- und Nervenfunktion. Ein Magnesiummangel zeigt sich an Muskelkrämpfen oder einem Taubheitsgefühl in Händen und Füßen. Mineralstoffmängel machen auch Symptome, die man allzu leicht als „psychisch" einstuft: innere Unruhe, Reizbarkeit, Müdigkeit und Antriebsmangel bis hin zu depressiven Verstimmungen.

Der Grund: Der Körper braucht Magnesium, um wichtige Nervenbotenstoffe und Schilddrüsenhormone aufzubauen. Insgesamt ist Magnesium an über 600 biochemischen Vorgängen im Körper beteiligt, die rundlaufen müssen, damit wir uns wohl fühlen. Ein dickes Plus dieses Mineralstoffs: Abends genommen, beschert er auch gleich noch wohlig entspannten Schlaf.

Ein ganz besonders wichtiger Mitspieler beim Alkohol-Ausstieg ist das Kalzium. Studien haben gezeigt: Je niedriger der Kalziumspiegel im Blut von Alkoholikern ist, umso größer ist deren Drang zu trinken. Ein Stück weiter vorn im Buch haben Sie vom Medikament „Acamprosat" gelesen, das gegen Alkoholsucht verschrieben wird. Es enthält nicht nur eine abgewandelte Form der Aminosäure Taurin, sondern auch eine ordentliche Menge Kalzium. Nicht wenige Forscher meinen: Eigentlich ist das darin enthaltene Kalzium der Grund, warum das Medikament gegen Alkoholsucht wirkt.

Universeller Schmierstoff: die B-Vitamine

Chemisch haben sie eigentlich nichts gemeinsam, trotzdem stecken sie alle unter einer Decke: die B-Vitamine. Damit man sie besser unterscheiden kann, nummerieren Forscher sie einfach durch: Von B1 bis B12 – dabei sind es doch nur acht. Alles ein wenig verwirrend, muss uns hier aber auch nicht weiter interessieren. Wichtig ist nur eines: Alkohol raubt sie dem Körper – und zwar alle.

Dabei sind B-Vitamine der zentrale Schmierstoff für unseren Stoffwechsel. Man könnte ein ganzes Buch allein über B-Vitamine schreiben, das sprengt hier den Rahmen. Im Folgenden deshalb nur ein ganz kurzer

Überblick, wofür die einzelnen B-Vitamine unter anderem gebraucht werden. Sie verstehen dann besser, warum sie so wichtig beim Ausstieg aus dem Alkohol sind. B-Vitamine können aber nicht nur den Ausstieg erleichtern. Sie sind auch der Schlüssel für alle unzufrieden Trockenen.

Wer dem Alkohol schon länger adé gesagt hat, aber täglich aufs Neue gegen den Wunsch nach einem Schluck ankämpfen muss oder sich einfach immer noch nicht wirklich wohl fühlt, der sollte jetzt mal genauer hinhören.

Vitamin B1 (Thiamin): das A und O für Alkoholiker

Vitamin B1 heißt umgangssprachlich auch „Stimmungsvitamin". Es ist unverzichtbar, damit unsere Nerven ordentlich funktionieren können. Fehlt es, machen sich eine ganze Reihe sehr unangenehmer Symptome bemerkbar: Gedächtnisverlust, Konzentrationsschwäche, Reizbarkeit, Depressionen, Angstzustände, Teilnahmslosigkeit oder Schlafstörungen sind nur ein Teil davon.

Damit jedoch noch nicht genug. Den Knaller haben amerikanische Forscher herausgefunden: Wem Vitamin B1 fehlt, der trinkt mehr Alkohol. Anders ausgedrückt: Vitamin B1 reduziert den Wunsch zu trinken. Das gilt ganz besonders bei Frauen, fanden die Wissenschaftler aus Kansas heraus. Vielen Trinkern fehlt Vitamin B1. Wenn man es als Tablette schluckt, fühlen sich die Betroffenen sehr schnell sehr viel besser, „psychische Symptome" lösen sich in Luft auf.

Sogar den Drang nach Alkohol reduziert das Vitamin. Trotzdem behaupten viele Wissenschaftler, die Wirkung von Vitamin B1 gegen den Alkohol sei nicht bewiesen. Wie passt das zusammen?

Die Lösung ist einfach: In den meisten Studien hat man den Patienten schlicht zu wenig davon gegeben. Ein Tropfen auf den heißen Stein, sozusagen. Die Mengenunterschiede sind teilweise dramatisch. Mitunter bekamen die Patienten in den Studien nur 50 Milligramm Vitamin B1 am Tag.

Bei vielen blieben positive Effekte aus, die Forscher kamen zum Schluss: „Hilft nicht."

Mit 600 Milligramm (also 12-mal so viel) hingegen gingen kanadische Forscher ans Werk – und reduzierten damit bei ihren Patienten den Trinkwunsch deutlich. 600 Milligramm – in Deutschland gilt die Empfehlung für Erwachsene, täglich ca. 1,5 Milligramm Vitamin B1 aufzunehmen. Alles, was weit darüberliegt, wird bereits sehr kritisch beäugt. Ab 100 Milligramm beginnen die ersten Unken „Überdosis" zu murmeln. Was für ein Unsinn. Vitamin B1 ist wasserlöslich. Was der Körper nicht braucht, scheidet er über den Urin wieder aus. Es gibt keine bekannte Überdosierung. Außerdem empfiehlt sich gerade für frisch Trockene eine Extraportion des Vitamins. So kommt trotz der alkoholllädierten Darmschleimhaut sicher genügend im Körper an. Der Trick: Allein durch die schiere Menge drückt das Vitamin in den Körper, der Fachbegriff dafür lautet „passive Diffusion".

Alkohol sabotiert Vitamin B1, wo immer es nur geht: Er stört die Aufnahme aus der Nahrung, gleichzeitig verbraucht der Körper aber auch sehr viel mehr davon, um den Alkohol zu entgiften. Vitamin B1 ist unter anderem auch für die Verbrennung von Zucker mitverantwortlich. Fehlt es, klappt die Energiegewinnung nicht mehr richtig. Ein Grund, warum sich Alkoholiker häufig so schlapp fühlen – und noch viel mehr Appetit auf Kohlenhydrate (also auch Alkohol) bekommen. Der Körper fordert mehr Energie an – ohne sie jedoch dann in Kraft umsetzen zu können.

Mehr als die Hälfte des Vitamins B1 speichert der Körper normalerweise in den Muskeln, weil es dort dann direkt für die Energiegewinnung parat steht. Fehlt es, machen die Muskeln schlapp. Ein sehr typisches Zeichen für einen Vitamin-B1-Mangel sind deshalb auch Muskelschwäche bis hin zu Muskelkrämpfen, vor allem in den Waden.

Vitamin B2 (Riboflavin): der Alleskönner

Auch das zweite B-Vitamin in der Reihe ist für Alkoholiker kritisch, häufig genug fehlt es ihnen. Vitamin B2 wirkt an vielen Stoffwechselprozessen mit. Dazu gehören unter anderem der Aufbau von Schilddrüsenhormonen, die Energiegewinnung aus der Nahrung und der Schutz der Nervenzellen.

Und wieder: Fehlt es, fühlt sich der Betroffene mies - und schiebt das vielleicht allzu leicht auf den fehlenden Alkohol. Dabei fehlt doch nur ein Vitamin. Eine Extraportion B2 kann für Alkoholiker also ein echtes Plus sein. Das Gute: Was der Körper nicht mehr braucht, weil er genug hat, scheidet er über die Nieren einfach aus. Das führt zu einem putzigen Effekt: Der Urin färbt sich dann neongelb und strahlt einem aus der Toilette wie ein Leuchtmarker entgegen.

Vitamin B3 (Niacin): die Bazooka

Über das Vitamin B3, also das Niacin, haben Sie schon weiter vorn im Buch viel erfahren. Eben weil es so wichtig beim Ausstieg aus dem Alkohol ist, war es das Herzensprojekt von Bill W., dem Gründer der Anonymen Alkoholiker.

Die positiven Effekte von Niacin gerade für Alkoholiker sind in den 1950er-Jahren sehr gut erforscht worden. Nur sind diese Ergebnisse leider wieder in Vergessenheit geraten. Immerhin liest man aber auch heute noch in den Standardlehrbüchern, dass Alkoholikern das Vitamin häufig fehlt.

Zu den typischen Niacin-Mangelsymptomen gehören unter anderen entzündete, schuppige, raue Haut, Magen-Darm-Probleme (Durchfälle, Erbrechen, Appetitlosigkeit), entzündete Mundschleimhäute, schmerzende, taube Extremitäten - aber auch „psychische“ Symptome wie Reizbarkeit, Depressionen, Konzentrations- und Schlafstörungen.

Ein ganz schwerer Vitamin-B3-Mangel führt zu lebensbedrohlichen Schäden, Mediziner nennen die Niacinmangelkrankheit auch „Pellagra“. Diese Krankheit, so ist überall zu lesen, verursacht drei schwere Symptome, die sogenannten „Drei großen D“: Dermatitis (also Hautentzündungen), Durchfall und Demenz. Dabei ist das Wort Demenz in diesem Falle zwar schön knackig (sonst würde es mit den drei D ja auch nicht klappen), es führt aber in die Irre. Denn hier ist nicht langsames geistiges Dahinsiechen gemeint. Vielmehr bezeichnet die Pellagra-Demenz das sogenannte organische Psychosyndrom. Dahinter verbergen sich Denkstörungen, Vergesslichkeit, Stimmungsschwankungen.

Die noch heftigeren Symptome machen sich bei schwerster Alkoholabhängigkeit bemerkbar: Delirium, Koma, Halluzinationen. Nicht wenige Forscher halten diese fürchterlichen Folgen des Alkohols für das Psychosyndrom der Pellagra, das große Ähnlichkeiten mit dem Alkoholdelir hat.

An Labortieren konnte man beweisen, dass ein heftiger Niacinmangel alle Symptome des sogenannten Delirium tremens hervorruft, einer gefürchteten Komplikation im Alkoholentzug. In der heutigen Humanmedizin ist diese Erkenntnis noch nicht angekommen.

Es gibt Berichte aus den 1950er-Jahren über Ärzte, die ihren alkoholkranken Patienten Niacin in größeren Mengen gaben und sie damit aus dem Delirium holten. Einer der berühmtesten Niacin-Forscher dieser Zeit war der kanadische Arzt und Chemiker Dr. Abram Hoffer. Er brachte Bill W., dem Gründer der Anonymen Alkoholiker, das Niacin nahe. Hoffer war es auch, der als Erster herausfand, dass große Mengen Vitamin B3 den Cholesterinspiegel senken. Heute gibt es viele Medikamente, die neben den chemischen Cholesterinsenkern auch das Niacin enthalten.

In den 70er-Jahren des letzten Jahrhunderts knöpfte sich der Arzt und Forscher Russell F. Smith das Niacin genauer vor. Er setzte es bei 500 Alkoholikern ein, die er in drei Gruppen unterteilte: leichte, mittelschwere und schwere Trinker. Letztere hatten auch bereits körperliche Alkoholschäden. Seine Ergebnisse waren eindeutig und verblüffend. Niacin verbesserte den Schlaf und stabilisierte die Stimmungslage.

Vitamin B3 reduzierte bei den Studienteilnehmern auch die Alkoholtoleranz. Bedeutet: Selbst geübte Trinker merkten den Alkohol bereits wieder nach einem oder zwei Gläsern. Niacin führte auch dazu, dass viele Studienteilnehmer wieder klarer denken und sich konzentrieren konnten.

Das B-Vitamin kann aber offenbar noch viel mehr. Jedenfalls findet man Erstaunliches, wenn man ältere Studien aus den 80er Jahren dazu hervorkramt. So haben Forscher beispielsweise herausgefunden, dass Niacin (oder besser: Nicotinamid, das ist chemisch fast ein Zwilling) in größeren Mengen beruhigt, entspannt und angstlösend wirkt. Der Effekt ist dem von Benzodiazepinen ähnlich - nur macht Nicotinamid nicht abhängig und ist eine natürliche Substanz. Benzodiazepine und andere beruhigende Medikamente werden frisch Trockenen häufig gegeben.

All das ist leider in Vergessenheit geraten – oder nein, eigentlich doch nicht. Alles Gute kommt ja bekanntlich wieder. Allerdings nur, wenn sich damit ordentlich Geld verdienen lässt. So feiert auch derzeit das gute alte Niacin seine Wiederauferstehung. Allerdings unter dem Namen NAD+. Machen Sie sich ruhig mal den Spaß und googeln das. NAD steht für (Achtung, Zungenbrecher) „Nicotinamidadenindinukleotid". Das ist ein Helfer-Enzym, das in jeder Körperzelle vorhanden ist. Ohne NAD kann der Körper keine Energie gewinnen. Infusionen mit NAD+ gelten als der letzte Schrei im Anti-Aging und in der Fitness-Szene. In hippen Alkoholkliniken hängen die Patienten auch am NAD+-Tropf. Unter anderem, weil es offenbar den Drang nach Alkohol reduziert und die erste Phase der Trockenheit erleichtert.

Gucken Sie sich mal den ersten Teil des Zungenbrecher-Wortes für NAD genau an. Dort steht „Nicotinamid", richtig? Das ist nicht zufällig ein anderer Name für Niacin oder Vitamin B3. Es ist zentraler Bestandteil des Enzyms. Fehlt Niacin, kann der Körper es auch nicht bilden. Geben Sie es ihm zurück, läuft die Produktion wieder an.

Der Londoner Psychiater Dr. Mark Collins schreibt deshalb auch in einer E-Mail: „Es ist schon seit Jahrzehnten bekannt, dass sich große Mengen an Vitamin B3 – sozusagen der NAD+-Boost des kleinen Mannes – positiv auf Alkoholiker auswirken, sowohl in Bezug auf die Entgiftung als auch in Bezug auf den Rückgang von Verlangen und Stress nach dem Entzug."

Ich habe mich mit dem „NAD+ des kleinen Mannes" durchaus begnügt. Es half mir genauso. An der segensreichen Wirkung dieser Bazooka unter den B-Vitaminen hat sich nichts geändert, seitdem bereits der Gründer der Anonymen Alkoholiker das Niacin für sich und seine Leidensgenossen entdeckte.

Niacin – Hilfe für unzufriedene Trockene

In den 70er-Jahren fand der amerikanische Arzt und Forscher Russel F. Smith in Studien auch bestätigt, was Bill W. zum Niacin-Fan machte: Das Vitamin beseitigte in fast allen Fällen das sogenannte „Dry Drunk Syndrome". Hierfür hat sich im Deutschen nie wirklich ein Begriff eingebürgert. „Trocken betrunken" klingt einfach komisch.

Das „Dry Drunk Syndrome" bezeichnet Verhaltensweisen von trockenen Alkoholikern, die immer noch denen von Trinkern entsprechen. Dazu zählen etwa Depressionen, Angst- und Panikattacken und innere Leere. Manche „Dry Drunks" entwickeln ein fast feindseliges Verhalten gegenüber Angehörigen und Freunden, sind zornig über den „Zwang, trocken sein zu müssen" und neidisch auf alle, die nicht mit der Alkoholsucht kämpfen. Ein typisches Merkmal ist auch die starke Ich-Bezogenheit von Dry Drunks. Viele romantisieren ihre Zeit, in der sie noch getrunken haben und/oder ersetzen ihre Alkoholsucht durch eine andere wie etwa nach Sex, Internet oder Essen.

Noch mal, weil es so unglaublich klingt: All das verschwand mit Niacin bei fast allen Studienteilnehmern des Arztes Russell F. Smith. Weiteres Plus: Wer Vitamin B3 nahm, der hatte ein wesentlich geringeres Rückfallrisiko, erbrachte die Auswertung der Studie. Der Forscher nahm damit Anfang der 70er-Jahre den Ball auf, den Bill W. 1968 ins Feld geworfen hatte.

Der berühmte Gründer der Anonymen Alkoholiker schrieb 1968: „Es wird immer klarer, dass [Vitamin] B3 eine wertvolle zusätzliche Hilfe bei der Behandlung von Alkoholismus wird, weil eine so große Mehrheit von Problemtrinkern von diesen Symptomen geplagt ist [er bezieht sich auf die Symptome des „Dry Drunk Syndrome"], die es wiederum [...] schwierig wenn nicht sogar unmöglich machen, Trockenheit zu erreichen."

Bill W.s Engagement für das Niacin zeigte Wirkung: Die Verkaufszahlen von Niacin schnellten in die Höhe. Im Jahr 1965 ging quasi noch überhaupt keines über den Ladentisch, 1966 hielt Bill W. seine erste flammende Rede für das Vitamin B3. 1967 verkauften sich bereits 24.000 Packungen. Und das trotz borstigen Widerstands des Establishments, wie selbst Bill W. in einer Rede beklagte: „Dieses rasend ansteigende Interesse ist wirklich sehr überraschend, wenn man in Betracht zieht, wie apathisch und unwissend die Institutionen [er meint vor allem die therapeutischen Institutionen, also Ärzte, Kliniken] über all die vielen vergangenen Jahre waren."

Bill W. starb 1971. Er war damals offensichtlich fest davon überzeugt, dass der Siegeszug von Niacin in der Alkoholikertherapie nicht aufzuhalten sein würde. Er selbst war auch einmal ein „Dry Drunk". Zwei Wochen Vitamin B3 hatten ihn davon befreit. Sicherlich hätte er im Traum nicht daran gedacht, dass eine aus seiner Sicht so mächtige Waffe gegen den Alkohol wieder in der Versenkung verschwinden könnte.

Wahrscheinlich würde er im Grab rotieren, wenn er heute beispielsweise auf der Website einer amerikanischen Entzugskliniken-Kette lesen müsste: „Das ‚Dry Drunk'-Syndrom entstammt fast ausschließlich der Psyche des Betroffenen. Tatsächlich haben Psychologen seit 1955 immer wieder bestätigt, dass das Arbeiten am Inneren Selbst einer Person der Schlüssel dazu ist, das ‚Dry Drunk'-Syndrom zu überwinden. [...] Das ‚Dry Drunk'-Syndrom ist ein echtes psychologisches Phänomen, das jedem widerfahren kann, der mit einer Sucht kämpft. Es ist nicht das Ergebnis einer falschen Therapie [...] Das ‚Dry Drunk'-Syndrom kann bekämpft werden. Es braucht nur den Willen, die Gründe der Sucht des Einzelnen aufzudecken."

Da haben wir es wieder: „Es braucht nur den Willen ...." Bedeutet übersetzt: „Wer es nicht schafft, als trockener Alkoholiker Depressionen, Ängste und Aggressionen abzuschütteln oder gar einen Rückfall baut, der ist nur willensschwach."

Nein, ist er nicht! Er hat offenbar eher eine Stoffwechselstörung, unter anderem einen krassen Niacinmangel.

Sollten Sie noch immer zweifeln, überzeugen Sie vielleicht die Ergebnisse japanischer Pathologen. Sie haben 74 verstorbene Alkoholiker untersucht – 20 davon hatten eine echte, voll ausgeprägte Pellagra, also die Niacin-Mangelkrankheit. Es war vor ihrem Tod nur niemand darauf gekommen, weil die typischen Hautveränderungen fehlten (Pelle agra bedeutet eigentlich „raue Haut"). Die Forscher fanden bei den Betroffenen teilweise schwere Hirnveränderungen aufgrund des Vitaminmangels.

Die Autoren der Studie wollten mit ihrer Arbeit eigentlich eines erreichen: Bei der Behandlung von Alkoholikern sollten die Ärztekollegen doch bitte immer auch einen Niacinmangel in Betracht ziehen und gegebenenfalls behandeln. Leider haben die Forscher ihr Ziel verfehlt.

Die Studie stammt aus dem Jahr 1981. Schaut man in die aktuelle Forschungsliteratur, so sind nur sehr wenige Arbeiten zum Thema Niacin und Alkohol zu finden – meistens sind es nur Berichte über einzelne Fälle. Niemand scheint mehr danach zu schauen – dabei ist das Wissen in den alten Medizinlehrbüchern dazu da. Es wird Zeit, dass sich dies wieder ändert.

Vitamin B5 (Pantothensäure): Immunfitness und Energie

Das fünfte B-Vitamin hat drei große Aufgaben: Es stärkt das Immunsystem, lässt Wunden heilen und hat ebenfalls eine zentrale Rolle bei der Verwertung von Kohlenhydraten. Da Alkohol ein Kohlenhydrat ist, verbrauchen Alkoholiker besonders viel B5. Dadurch fehlt ihnen das wichtige Vitamin. Die Folgen: schlecht heilende Wunden, dauernde Infekte oder das sogenannte „Burning Feet Syndrom". Die Füße kribbeln, stechen, brennen und fühlen sich auch oft taub an.

Daneben bringt ein B5-Mangel auch wieder Symptome mit sich, die unter dem Etikett „Psyche" laufen könnten, in Wahrheit aber eben auf dem Mangel beruhen. Dazu zählen Mattigkeit und Schwäche, Konzentrationsstörungen, Kopfschmerzen, Schlafstörungen oder Magen-Darm-Beschwerden.

Vitamin B6 (Pyridoxin): der Katalysator für einfach alles

Der Körper baut aus dem Vitamin B6 das sogenannte P5P. Das ist die chemisch aktive Form des Vitamins. P5P wiederum braucht der Körper für über 100 Stoffwechselvorgänge – ohne P5P kein ordentlicher Fettstoffwechsel und keine ordentliche Zuckerverbrennung. Ohne P5P kann der Körper auch keine Aminosäuren auf- und umbauen. Bei Mangel an B6 klappt dann auch die Produktion von Nervenbotenstoffen wie Serotonin, Dopamin oder GABA nicht richtig. Klar, dass dann die Stimmung in den Keller sackt.

Und wieder (auch wenn es langsam langweilt): Alkoholikern fehlt das B6 besonders häufig. Doch damit nicht genug: Alkohol verhindert auch, dass der Körper vorhandenes Vitamin B6 in die aktive Form P5P umwandeln kann.

Angststörungen gehören zu den typischen Symptomen eines B6-Mangels. Dazu kommen noch eine permanente innere Unruhe, Panikattacken, Depressionen und Herzrasen. Wem B6 fehlt, der hat oft auch Probleme, Bewegungen zu koordinieren. Der Betroffene stößt sich häufig irgendwo, kann Entfernungen schlecht abschätzen und wirkt insgesamt einfach unbeholfen. Das erhöht auch die Unfallgefahr.

Das Vitamin B6 ist außerdem auch noch dafür zuständig, dass der Körper ausreichend Magensäure produzieren kann. Fehlt B6 und deshalb die Magensäure, wird die Nahrung im Magen nicht mehr richtig zersetzt und gelangt nicht ausreichend vorverdaut in den Darm. Das schafft dort Probleme. Hinzu kommt: Wer zu wenig Magensäure hat (etwa durch einen Vitamin-B6-Mangel) kann das enorm wichtige Vitamin B12 nicht aus der Nahrung aufnehmen. B-Vitamine funktionieren eben im Team.

Vitamin B12 (Cobalamin): Fehlt es, liegen die Nerven blank

Man muss nicht mal zu viel Alkohol trinken, um einen Vitamin-B12-Mangel zu haben. Untersuchungen zeigen, dass spätestens ab dem 50. Lebensjahr fast jeder Vierte zu wenig davon im Blut hat.

Die Symptome eines Vitamin-B12-Mangels sind übel: Angst- und Panikattacken, manische oder depressive Verstimmungen, Stimmungsschwankungen, Verwirrtheit, Demenz, Psychosen mit Halluzinationen, Müdigkeit, Reizbarkeit und Veränderungen der Persönlichkeit.

Dem Körper geht es nicht viel besser. Sogenannte Polyneuropathien können sich einstellen, also Kribbeln, Taubheit und Schmerzen in Fingern und Zehen. Die Muskelreflexe lassen nach, der Gang wird unsicher.

Fehlt Vitamin B12, kann der Körper nicht mehr ausreichend rote Blutkörperchen bilden. Die Folge: Der Sauerstofftransport funktioniert nicht mehr gut und man fühlt sich ständig schlapp und müde. Die Konzentration leidet. Um doch noch Sauerstoff im Körper zu verteilen, muss der Körper hochregeln: Herzfrequenz und Puls steigen an.

Wer zu viel trinkt, bei dem gilt ein B12-Mangel schon fast als sicher. Denn: Alkohol schädigt die Magenschleimhaut. Dort wird die Magensäure produziert. Fehlt sie, kann der Körper das B12 nicht aus der Nahrung herauslösen.

Wer an Sodbrennen leidet, schluckt häufig so genannte Antazida, also Medikamente, die die Magensäure neutralisieren. Solche Säureblocker gehören zu den am meisten verwendeten und verschriebenen Pillen weltweit. Was kaum jemand weiß: Wer sie dauerhaft schluckt, riskiert einen Vitamin-B12-Mangel. Eben, weil es wegen der fehlenden Magensäure nicht mehr aufgenommen werden kann.

Bemerkenswert: Um abzunehmen, lassen sich immer mehr Menschen einen Magen-Bypass legen. Weil der Magen ausgeschaltet wird, kann dort das B12 auch nicht mehr aufgenommen werden. Einer von fünf Operierten wird in der Zeit nach dem Eingriff zum Alkoholiker. Zufall?

Denken Sie mal zurück. Hatten Sie in der Vergangenheit mal eine Lachgasnarkose? Diese verändert das B12 chemisch und macht es für den Körper unbrauchbar. Eine solche Kurzzeit-Betäubung frisst bis zu 70 Prozent der körpereigenen B12-Reserven auf. Das weiß leider kaum jemand. Jetzt sollten vor allem diejenigen ganz hellhörig werden, die unter Angst- und Panikattacken leiden. Gerade sie lassen sich beispielsweise beim Zahnarzt gerne eine solche Kurznarkose geben. Symptom eines B12-Mangels: Angst und Panik. Da beißt sich die Katze aber ganz schnell in den Schwanz.

Wer dann noch zu viel Alkohol trinkt, ist auf Schussfahrt in den Mangel – und der muss im Blut nicht mal auffallen, obwohl der Betroffene schon schwer krank ist. Forscher untersuchten für eine Studie das Blut von 141 Patienten, die aufgrund eines B12-Mangels bereits heftige neurologische und psychiatrische Probleme hatten. Ergebnis: Bei fast jedem Dritten war das Blutbild noch völlig normal.

Folsäure: Jetzt gehts ans Eingemachte

Folsäure braucht der Körper, um das Erbgut neu aufzubauen. Zentraler geht es kaum – und wem das lebenswichtige Vitamin fehlt, dem geht es schnell ziemlich schlecht. Nur 15 Milligramm kann der Körper überhaupt speichern. Selbst bei prallvollen Vorräten reichen diese gerade mal drei Monate. Dabei muss man nicht mal zu viel Alkohol trinken, um ein hohes Risiko für einen Folsäuremangel zu haben: Zwei Drittel aller Deutschen nehmen täglich weniger als 300 Mikrogramm Folsäure mit der Nahrung auf – bei einem durchschnittlichen täglichen Verbrauch von 400 Mikrogramm.

Bei Alkoholikern sieht es noch viel übler aus. Alkohol blockiert die Folsäureaufnahme im Darm. Was noch durchkommt, wird nicht in der Leber gespeichert – auch das verhindert der Alkohol. Die Nieren können die Folsäure nicht zurückhalten, wenn Alkohol im Spiel ist – und so verliert der Körper das eigentlich so dringend gebrauchte Vitamin wieder.

Ein Folsäuremangel zieht auch die gefürchtete Fettleber nach sich. Im Team mit dem Vitamin B12 kann der Körper normalerweise aus der Substanz Homocystein die Aminosäure Methionin bauen. Die wiederum spielt im gesunden Leberstoffwechsel eine wichtige Rolle. Fehlen aber Folsäure und/oder B12, klappt das nicht. Dann fehlt Methionin, die Leber leidet und der Homocysteinspiegel im Blut steigt. Das wiederum ist ein Risikofaktor für Herz-Kreislauf-Erkrankungen.

Interessanterweise ist ein erhöhter Homocystein-Spiegel im Blut auch ein Warnsignal für die Zeit des Alkoholentzuges. Ab einer gewissen Höhe haben die Betroffenen ein besonders hohes Risiko, die gefürchteten Krampfanfälle zu erleiden. Das haben Forscher der Universität Erlangen herausgefunden. Dabei muss das Homocystein noch nicht mal astronomisch hoch liegen – ein mittelmäßig erhöhter Wert von 15,8 µmol/l reicht da schon aus.

Schlussendlich: Natürlich – wie sollte es auch anders sein – bringt auch ein Folsäuremangel wieder eine ganze Reihe von „psychischen" Symptomen mit sich. Dazu zählen unter anderm Depressionen und Reizbarkeit, die Betroffenen fühlen sich ständig müde.

Über die positiven Aspekte von B-Vitaminen gerade für Alkoholiker könnte man noch stundenlang weiterschreiben. Mehr dazu finden Sie bei Interesse immer wieder aktuell auf www.alkohol-ade.com/aktuell. B-Vitamine sind aus unserer Sicht ein wichtiger Schlüssel, damit ein Ex-Trinker möglichst schnell wieder gesund wird und sich wieder fit fühlt. Übrigens sagen das nicht nur wir, sondern auch die, die es sehr genau wissen müssen: die deutschen und Schweizer Fachgesellschaften für Neurologie und Psychiatrie.

Die B-Vitamine haben einen festen Platz in unserem Nährstoffkonzept. Einige Wirkungen spürt man nicht sofort – ein hoher Homocysteinspiegel tut ja nun mal nicht weh. Vitamin B12 dagegen zündet bei mir wie eine Rakete. Ein paar Minuten nach der Einnahme schießt die Kraft ein. Sehr angenehm.

Insgesamt sind B-Vitamine nach meiner Erfahrung ein super Stimmungsturbo: Sie liefern mir mehr Energie, man kann sich besser konzentrieren und blickt einfach positiver in die Welt. Ein echtes Plus für das Wohlbefinden – und ein dickes Pfund, wenn es darum geht, dem Alkohol adé zu sagen.

Fehlt nicht nur Matrosen: Vitamin C

Skorbut – das kennen Sie aus Seefahrergeschichten. Den Haudegen fielen nach Monaten an Bord die Zähne aus, weil ihnen Vitamin C fehlte. Zitronen im Proviant lösten das Problem. Heute gilt Skorbut in unseren Breiten als ausgerottet. Zu Unrecht. „Die Effekte eines Vitamin-C-Mangels betreffen Millionen weltweit", schreiben schwedische Forscher in einer großen Übersichtsarbeit zum Thema Vitamin C. Besonders betroffen: Alkoholiker.

Alkohol schwemmt Vitamin C aus dem Körper. Schon ein doppelter Drink reicht, und die Vitamin-C-Konzentration im Urin steigt um fast 50 Prozent. Von dort aus geht es dann direkt weiter in die Kanalisation. Richtig übel wird es für trinkende Raucher. Immerhin verbraucht eine gerauchte Zigarette bis zu 30 Milligramm Vitamin C. Wer eine Packung am Tag qualmt, braucht schon 600 Milligramm Vitamin C nur für die Kippen. Durchschnittlich nehmen wir täglich rund 100 Milligramm über die Nahrung auf. Allein hier klafft schon eine kräftige Lücke. Hinzu kommt: Trinker tauschen schon mal eine gute Mahlzeit gegen den Alkohol ein – und wenn sie etwas essen, ist es häufig nicht das Gesündeste.

Als wäre das alles noch nicht genug, setzt der Alkohol noch einen obendrauf. Er verhindert, dass Vitamin C in die Körperzellen hineinkommt, also dorthin, wo es seine Wirkung überhaupt erst entfalten kann. Dazu benötigt das Vitamin C einen Transporter. Dieser hat den trockenen technischen Namen SVCT-2. Das Dumme: Auf Dauer zerstört Alkohol die Fähigkeit des Körpers, diesen Transporter zu bilden.

Ohne ihn gelangt aber auch kein Vitamin C mehr in die Zellen. Amerikanische Forscher haben herausgefunden, dass genau hier wahrscheinlich der Grund dafür liegt, dass Alkoholiker so häufig an Bauchspeicheldrüsenentzündungen erkranken. Sie nahmen die Zellen dieses wichtigen Organs genauer unter die Lupe. Ihr Ergebnis: Der Vitamin-C-Transport hinein war gestört.

Für eine andere Studie untersuchten Forscher den Vitamin-C-Spiegel im Blut von Alkoholikern. Ihr Ergebnis: Bei quasi allen war er viel zu niedrig.

Die Untersuchung stammt bereits aus dem Jahr 1981. Leider geriet trotz der eindeutigen Ergebnisse das Thema Vitamin C bei Alkoholikern wieder komplett in Vergessenheit. Seitdem publizierten Ärzte in Fachzeitschriften immer wieder einzelne Fallberichte über alkoholkranke Patienten mit Vitamin-C-Mangel. Diese kamen mit Beschwerden, auf die sich die Ärzte zunächst keinen Reim machen konnten. Das Krankheitsbild kannten sie nicht, die Symptome waren ihnen in dieser Kombination noch nicht untergekommen.

Bis endlich die Diagnose stand: Skorbut!

Grund genug für einige Forscher, im hoch angesehenen „British Medical Journal" einen dramatischen Appell an ihre Kollegen zu richten: Sie sollten dringend die Forschung der 80er- und 90er-Jahre zum Thema Alkoholmissbrauch und Vitamin C wieder aufnehmen („Call for Action!"). Zu klar sei der Nutzen des Vitamins für die Betroffenen – bei so geringen Kosten.

Das Problem: Da die meisten Mediziner der Meinung sind, Skorbut sei aus der westlichen Welt verschwunden, guckt auch keiner mehr danach. Medizinstudenten lernen das Krankheitsbild an der Uni praktisch nicht mehr kennen. Aber: Man kann nur finden, was man auch sucht. So kommt es dann, dass heute noch die meisten Ärzte meinen, Skorbut sei ausgestorben. Stimmt aber nicht. Die Krankheit bleibt nur unentdeckt.

Hier und da blitzt die Erkenntnis auf, dass es sie sehr wohl noch gibt. 2016 schafften es australische Patienten in die Schlagzeilen. Bei ihnen wurde Skorbut diagnostiziert. Die Betroffenen waren samt und sonders Diabetiker – auch von diesen ist bekannt, dass sie besonders viel Vitamin C brauchen.

Skorbut beginnt langsam, für gewöhnlich stellen sich die ersten Symptome nach zwei bis drei Monaten ein. In der ersten Phase fühlen sich die Betroffenen träge, lethargisch und müde. Die Muskeln schmerzen, speziell in den Beinen und im Unterbauch. Morgens nach dem Aufwachen tun die Gelenke weh.

Müdigkeit kann bei Alkoholikern ein Zeichen für einen kräftigen Vitamin-C-Mangel sein: Das bestätigt auch eine Studie aus dem Jahr 2019 an Alkoholikern im Entzug. Mehr als die Hälfte war ständig unerklärlich müde. Ihre Vitamin-C-Werte waren unterirdisch schlecht. Drei Monate Vitamin C brachten die Müdigkeit zum Verschwinden. Warum es bei Alkoholikern offenbar länger dauert, bis das Vitamin C wirkt, dazu kommen wir später noch.

Typisch für einen Vitamin-C-Mangel ist auch eine pickelige Haut an den Außenseiten der Oberarme und auf den Pobacken. Sie sieht aus wie Gänsehaut. Auch rötliches, geschwollenes Zahnfleisch, aber auch Zahnfleischbluten sind typische Zeichen. Wer auf dem Weg Richtung Skorbut ist, der bekommt auch leicht blaue Flecke – übrigens ein typisches Merkmal von Alkoholikern. Erklärt wird das damit, dass diese im Rausch häufiger mal „wo gegen laufen". Vielleicht liegt der Grund aber auch ganz woanders.

Skorbut: schon häufiger vergessen und wiederentdeckt

Es ist das Schicksal des Vitamins C, immer wieder in Vergessenheit zu geraten. Wenn Sie Lust haben, schütteln Sie im Folgekapitel mit uns den Kopf über so viele Merkwürdigkeiten in der Geschichte des Skorbut. (Es heißt übrigens wirklich „der Skorbut", auch wenn Sie vielleicht „die Skorbut" im Ohr haben.) Das Kapitel hat nicht unbedingt etwas mit Alkoholmissbrauch zu tun. Wenn Sie es eilig haben, lassen Sie es aus. Es liest sich allerdings ganz possierlich. Und es illustriert ein weiteres Mal die Irrungen und Wirkungen der medizinischen Lehrmeinung.

Die Geschichte des Skorbut zeigt, wie wertvolles Wissen in der Medizin wieder verloren gehen kann – oder gar aktiv beiseitegeschoben wird. Der Grund: wissenschaftliche Eifersüchteleien unter den großen Namen der jeweiligen Zeit, Arroganz, Attitüde und Ignoranz. Die Leidtragenden waren immer die Patienten.

Bereits im Jahre 1500 vor Christus beschrieben die alten Ägypter Skorbut. Das Heilmittel kannten sie auch: Zwiebeln. Damit lagen sie richtig. 100

Gramm enthalten immerhin fast 10 Milligramm Vitamin C. Auch Hippokrates beschrieb die Symptome des Skorbut – allerdings lag der Vater der Medizin bei der Therapie komplett daneben. Er beschrieb sie zwar nicht genauer, sie sei aber „ermüdend und würde den Patienten ein Leben lang begleiten". Skorbut heilt aber selbst in sehr schweren Fällen durch geringe Vitamin-C-Mengen innerhalb sehr kurzer Zeit völlig aus. Ein wenig frappierend wirkt Hippokrates' medizinischer Fehlschuss ja schon, wird ihm doch das berühmte Zitat zugeschrieben: „Unsere Nahrungsmittel sollten Heil-, unsere Heilmittel Nahrungsmittel sein."

Zwischen der Antike und dem Ende des fünfzehnten Jahrhunderts gibt es kaum Berichte über Skorbut, allerdings dürfte er kaum verschwunden sein. Von den Kreuzzügen gibt es einige Hinweise darauf, dass die Teilnehmer während der Fastenzeit an der Krankheit litten. Richtig brutal schlug die Krankheit dann bei den Seefahrern der großen Expeditionsreisen im sechzehnten Jahrhundert zu.

Der Portugiese Vasco da Gama machte sich mit einer Mannschaft von 160 Leuten auf den Weg – 100 starben an Skorbut. Magellans Crew erging es 1519 nicht viel besser. Auch die Mannschaft des Franzosen Jacques Cartier raffte es im Winter 1536 dahin – allerdings passierte auf dieser Expedition etwas Besonderes: Cartier war in Kanada gelandet (ungefähr dort, wo heute Quebec liegt), als der Skorbut seine Männer packte. Hilfe kam von den Eingeborenen. Der Irokese Dom Agaya beschaffte das Gegenmittel: einen Sud aus den Blättern und Ästen der „Thuja occidentalis" oder auch „abendländischer Lebensbaum". Der Vitamin-C-reiche Sud heilte die verbliebene Mannschaft innerhalb von sechs Tagen.

Die Franzosen nahmen das Wissen mit in die alte Welt – Lebensbäume wurden sogar im königlichen Hofgarten gepflanzt. Nur leider von den falschen Händen. Es waren Botaniker, die sich für das Gewächs begeisterten. Die Heilkunde durch Pflanzen lag aber in Händen der Pharmazeuten – die eifersüchtig darüber wachten. Das Wissen um den „Baum des Lebens" verschwand jedenfalls schnell wieder in der Schublade. Durchbruch? Fehlanzeige!

So mussten erst noch schätzungsweise 140.000 weitere Seefahrer an der Krankheit sterben – bis 1747 der englische Schiffsarzt James Lind Zitronen und Orangen als Gegenmittel identifizierte. Lind war übrigens einer der Ersten, der dazu eine kleine Studie im modernen Sinne konzipierte. Heute würde man sie „sechsarmige Vergleichsstudie" nennen.

Der Arzt behandelte 12 Skorbutpatienten, jeweils gleichzeitig zwei mit den damals gängigen Mitteln gegen die Krankheit – zwei von ihnen erhielten Zitrusfrüchte. Das Ergebnis war eindeutig und für die damalige Zeit revolutionär. Die Zitrus-Patienten genasen, während die anderen weiter darbten. Lind notierte alle Details seiner Mini-Studie akribisch und publizierte sie 1753 in einer medizinischen Fachzeitschrift. Durchbruch? Fehlanzeige! Er wurde von der etablierten Medizin belächelt – was könnte ein einfacher Schiffsarzt schon von medizinischer Forschung verstehen?

Es dauerte weitere 40 Jahre, bis endlich 1795 Sir Gilbert Blane Chefarzt der Britischen Marine wurde – der die Ergebnisse von Lind gut kannte. Blane ordnete an, dass die HMS Suffolk auf ihrer 25-wöchigen Fahrt nach Indien Zitronensaft für die Mannschaft an Bord hatte. Siehe da: kein Skorbut. Danach wurde Zitronensaft auf allen Schiffen der königlichen Seefahrt verpflichtend.

Durchbruch? Immer noch Fehlanzeige!

Nur wenige Jahrzehnte später kam die Dampfschifffahrt auf – sie verkürzte auch bei langen Reisen die Zeit auf See so stark, dass Skorbut allein deshalb nicht mehr auftreten konnte. So fiel auch eine kleine aber fatale Änderung zunächst gar nicht auf. Die Engländer hatten 1860 die mitgeführten Zitronen gegen Limetten ausgetauscht. Der Grund: Zitronen musste man teuer kaufen, Limetten kamen aus den Kolonien. Das Dumme nur: Limetten schmecken zwar genauso sauer (deshalb waren die Engländer auch der Meinung, sie würden genauso helfen) wie ihre gelben Verwandten, enthalten aber nur einen Bruchteil des Vitamins C. Hinzu kam noch, dass man den Limettensaft offen in Fässern lagerte. Vitamin C ist aber lichtempfindlich. Die Mannschaft schluckte ihn trotzdem brav und wurde nicht krank.

Das lag aber nicht am sauren Saft, sondern an der kürzeren Passagezeit und der verbesserten Ernährung an Land. Nur wusste das keiner.

Den Limetten-Fehler mussten erneut Menschen mit ihrem Leben bezahlen: Im Jahre 1875, auf der Nordpolexpedition des unglücklichen George Nares. Natürlich hatten er und seine Männer Limettensaft im Gepäck. Trotzdem erkrankten sie schwer an Skorbut. Durch England ging ein Aufschrei, die Verantwortlichen der Marine waren zutiefst verunsichert. Niemand verstand, was los war. 1894 wiederholte sich das schreckliche Spiel auf der Mission in Richtung Franz-Josef-Land im Nordpolarmeer.

Die Schiffsmannschaft erkrankte, obwohl sie ihren Limettensaft schlürfte. Allerdings blieben alle Expeditionsteilnehmer gesund, die an Land und auf Erkundung gegangen waren. Der Unterschied: Die Landgänger aßen mangels Alternativen frisches Polarbärenfleisch. Die Verbliebenen auf dem Schiff ernährten sich weiterhin von haltbar Gemachtem (das kein Vitamin C enthält) und weigerten sich, das frische Fleisch anzurühren. Sollten Sie jetzt ein wenig verwirrt sein: Auch frisches Fleisch, insbesondere Leber und andere Innereien, enthält durchaus Mengen Vitamin C.

Der Schiffsarzt Reginald Koettlitz zog aus den Beobachtungen seine eigenen Schlüsse: Da die Matrosen ja ihren Saft intus hatten und der einzige Unterschied zwischen den an Bord Gebliebenen und den Landgängern das verzehrte Fleisch war (konserviert versus frisch), musste der Grund hier zu finden sein. Er postulierte, dass im Gepökelten Bakterien leben mussten (die Bakterientheorie war damals sehr neu und in Mode, wenige Jahre zuvor hatte Robert Koch das Tuberkel-Bakterium entdeckt). Diese Bakterien, so verkündete Koettlitz, würden eine Substanz produzieren, die er Ptomain nannte. Dieses Bakteriengift sei der Auslöser für den Skorbut und nicht der Mangel an Frischem. Koettlitz' Theorie fiel auf fruchtbaren Boden, denn Schiffs-Fleisch war häufig wirklich von sehr zweifelhafter Qualität. Nicht selten lebten Maden darin, häufig verfaulte es trotz Haltbarmachung.

Der nächste Tiefschlag kam im Jahr 1903. Der Engländer Robert Scott machte sich auf zum Südpol – und nahm wiederum Koettlitz als seinen

Arzt mit auf die Reise. Scott glaubte an die Bakteriengift-Theorie und nahm jedes einzelne Proviantstück genauestens selbst unter die Lupe, bevor damit die Schlitten für den Landgang beladen wurden. Alles war in perfekter Ordnung. Und trotzdem erkrankte die Mannschaft schwer an Skorbut.

Die Lage von Scott und Koettlitz erinnert an viele Sackgassen der modernen Medizin: Sie hatten eine Theorie, die augenscheinlich von allen Fakten gestützt wurde, die sie und andere vor ihnen zur Krankheit gesammelt hatten. Trotzdem war die Theorie schlicht falsch und die Behandlungserfolge deshalb gleich null.

Diese falsche und erfolglose Theorie hatte einen prominenten Unterstützer, den englischen Arzt Almroth Wright. Zeitgenosse von Robert Koch, aber jünger als dieser, hat er sich im Laufe seines Lebens Lorbeeren als Bakterienforscher errungen, unter anderem war er der Erste, der Resistenzen auf Antibiotika beschrieb. Aber auch Koryphäen können Fehler machen: Wright war Fan der „Ptomain-Theorie". Wer dagegen die Stimme erhob, legte sich mit einem wissenschaftlichen Schwergewicht an – was kaum jemand wagte. So dauerte es noch mal rund 30 Jahre, bis es dem Ungarn Albert Szent-Györgyi von Nagyrápolt gelang, Vitamin C zu isolieren.

Vitamin C: weit mehr als nur Skorbut-Verhüterli

Die Extraportion Vitamin C bietet für Alkoholiker viele Vorteile. Vitamin C ist so etwas wie ein Universal-Katalysator, ein überall benötigter Schmierstoff. Es begleitet chemische Reaktionen im Körper und entschärft unliebsame oder gefährliche Nebenprodukte. Wie wichtig Vitamin C ist, zeigt sich schon daran, wo es im Körper nach der Nebenniere am meisten zu finden ist: im Gehirn. Danach kommen andere lebenswichtige Organe, in denen die Chemie kocht. Leber und Nieren beispielsweise. Der Körper muss beim Alkoholausstieg kräftig entgiften und der Stoffwechsel wieder in Schwung kommen. Vitamin C kann dabei unterstützen.

Im Gehirn schützt Vitamin C die empfindlichen Hirnzellen vor schädlichen chemischen Substanzen und Reaktionen. Es fungiert als sogenannter

Radikalfänger. Es begleitet aber auch als Schmiersubstanz den reibungslosen Austausch von Nervenbotenstoffen, haben Wissenschaftler herausgefunden. Anders ausgedrückt: Vitamin C ist so eine Art Konzertmeister für GABA, Dopamin und Glutamin – und alles, was damit an Gefühlen und Verhaltensweisen zusammenhängt. Diese Nervenbotenstoffe sind beim Alkoholiker kräftig durcheinander, haben Sie weiter vorne gelesen.

Vitamin C hat noch eine andere interessante Eigenschaft: Schwimmt davon mehr als reichlich durch das Blut, legt es an den sogenannten Opioidrezeptoren an. Die stecken nicht nur im Gehirn, sondern auch im gesamten restlichen Nervengeflecht. Ihr eigentlicher Sinn: Dort sollen Endorphine andocken. Erinnern Sie sich? Das sind die morphiumähnlichen Substanzen, die der Körper unter höchster Belastung oder starken Schmerzen ausschüttet. Damit beruhigt er sich sozusagen selbst, um die Situation erträglicher zu machen.

Auch Alkohol lässt diese Endorphine plätschern. Viele Forscher sehen darin einen der stärksten Suchtfaktoren überhaupt: Fällt der Alkohol aus, schreien die Opioidrezeptoren nach Beschäftigung. Die könnten sie bekommen: durch Vitamin C. Forscher haben herausgefunden, dass das Vitamin C ebenfalls an diese Nervenbotenstoff-Andockstelle passt. Es gibt Berichte, dass ein Drogenentzug mit Vitamin C deutlich einfacher sein soll.

Auch beim Abschied vom Alkohol kann Vitamin C sehr gut unterstützen. Der Stoffwechsel wird angekurbelt, die Entgiftung läuft wie geschmiert, der Hirnchemie geht es prima – und das Ganze bei einer sehr ausgeglichenen Stimmungslage.

Das Vitamin C hat dabei übrigens einen prima Helfer: die Aminosäure Arginin. Die haben wir weiter vorn schon kennen gelernt. Sie entspannt die Gefäße und senkt den Blutdruck. Das Ganze deshalb, weil Arginin Stickstoff abgibt. Und genau dieser Stickstoff ist es auch, der dem Vitamin C dabei hilft, seine Arbeit zu verrichten. Der Grund: Stickstoff kurbelt offenbar die Produktion des Vitamin-C-Transporters SVCT-2 an. So kann es gut an seinen Einsatzort zischen.

Erinnern Sie sich übrigens noch an den Sud aus dem „Lebensbaum", der die Seefahrer vor Skorbut gerettet hat? Dieser enthält nicht nur Vitamin C, sondern auch eine ordentliche Portion Arginin. Manchmal kann man wirklich staunen, was Naturvölker alles wussten.

Vitamin D, das Sonnenvitamin

Man muss als Nordeuropäer nicht mal zu viel Alkohol trinken, um sehr wahrscheinlich einen Vitamin-D-Mangel zu haben. Der Körper kann das Vitamin zwar selbst bilden, braucht dafür aber Sonne. Genauer gesagt: deren UVB-Strahlen. In unseren Breiten prasseln davon aber nur um die Mittagszeit genügend auf die Haut – und das auch nur zwischen April und September.

Die Sonne braucht einen Einstrahlwinkel von ca. 40 Grad, sonst reicht es nicht für die Vitamin-D-Produktion. Ab etwas nördlich von Leipzig kann der Körper im Winter auch zur Mittagszeit kein Vitamin D mehr produzieren – die UVB-Menge reicht dafür nicht aus. Erst südlich des 37. Breitengrades bekommt der Körper ganzjährig genügend Sonne, um zwölf Monate lang Vitamin D herzustellen. Das ist etwa auf der Höhe von Sizilien. In Lebensmitteln steckt zwar auch Vitamin D – aber sehr häufig stehen diese Dinge wahrscheinlich nicht auf Ihrem Speiseplan: fetter Aal oder Matjes.

Es ist übrigens ein Irrglaube, im Skiurlaub Vitamin D tanken zu können. Zwar wird man auf der Alm schön braun, das aber erledigen die UVA-Strahlen. UVB für das Vitamin D ist da nicht ausreichend dabei. Auch das Sonnenstudio hilft nicht weiter: Die Röhren produzieren ebenfalls nur UVA-Strahlen. Man kann also auf der Alm oder auf der Sonnenbank knackig braun werden – und trotzdem einen kräftigen Vitamin-D-Mangel haben.

Fehlt Vitamin D, macht das nicht nur weiche Knochen, sondern geht auch kräftig aufs Gemüt. Die sogenannte Winterdepression schlägt ja nicht umsonst in der dunklen Jahreszeit zu – viele Menschen plagt sie ganzjährig. Knapp die Hälfte der Nordeuropäer sind unterversorgt mit Vitamin D.

Es wird Sie mittlerweile nur noch wenig überraschen, dass Alkoholiker auch davon viel häufiger betroffen sind. Der alkoholgestresste Körper verbraucht mehr davon. Hauptspeicher des wichtigen Vitamins ist die Leber. Hier hebt sich der Körper normalerweise die Extraportion für die Zeit auf, in der er das Vitamin nicht selbst bilden kann. Hat die Leber aber durch den Alkohol Schlagseite, klappt das nicht mehr richtig. Zu guter Letzt: Wer richtig viel trinkt, der bleibt auch eher mal zu Hause auf der Couch – aber nur in der Sonne kann der Körper Vitamin D tanken.

Vitamin D spielt eine so wichtige Rolle in unserem Körper, dass sich beim Alkoholausstieg eine Extraportion lohnt. Allerdings nicht auf Dauer, sondern nur für die erste Zeit. Vitamin D ist fettlöslich und reichert sich in der Leber an – deshalb kann man es auf Dauer auch überdosieren. Dasselbe gilt übrigens auch für das Vitamin A. Ebenfalls fettlöslich, ebenfalls normalerweise in der Leber gespeichert – und ebenfalls bei Trinkern Mangelware.

Winzige Helfer: Spurenelemente

Es gibt noch eine ganze Gruppe von Nährstoffen, von denen der Körper zwar nur winzige Mengen braucht, das aber dringend. Die wichtigsten: Jod, Zink, Selen, Chrom und Mangan. Ohne Jod kann die Schilddrüse keine Hormone bilden – fehlen diese, fühlt man sich schlapp, müde, kraftlos, manchmal sogar depressiv.

Zink ist ein Universalgenie im Stoffwechsel. Alkoholabbau ist ein Zinkfresser, schnell leeren sich die Speicher. Zink braucht unser Organismus aber, um Eiweiße richtig verdauen zu können oder etwa um Nervenbotenstoffe herzustellen – vor allem das beruhigende GABA. Ohne Zink gibt es auch kein funktionierendes Immunsystem.

Chrom mag Sie vor allem an glänzende Autoteile erinnern – es ist aber auch für den Stoffwechsel unverzichtbar. Beim Ausstieg aus dem Alkohol ist es vor allem deshalb so wichtig, weil es dazu beiträgt, den Blutzuckerspiegel gleichmäßig zu halten. Blutzuckerschwankungen braucht man gerade in der ersten Zeit ohne Alkohol überhaupt nicht, weil sie die Rückfallgefahr enorm erhöhen.

Selen braucht die Schilddrüse ebenfalls, um rundzulaufen. Darüber hinaus spielt das Spurenelement eine zentrale Rolle beim Aufbau eines sehr mächtigen Entgiftungsmoleküls: des Glutathions.

Mangan schließlich spielt eine zentrale Rolle beim Aufbau von Dopamin und Serotonin und ist deshalb beim Ausstieg aus dem Alkohol eine gute Unterstützung.

Eiweiße: Bausteine für einfach alles

Ein Blick in die Fachliteratur macht schnell klar: Alkoholikern fehlen sehr häufig Eiweiße. Genauer gesagt fehlen ihnen Aminosäuren, also die Bausteine, aus denen Eiweiße zusammengesetzt sind. Sie erinnern sich? Aminosäuren sind die Legosteine des Körpers. Daraus baut er alles, was uns am Leben erhält, von Körperzellen bis hin zu Enzymen oder Nervenbotenstoffen. Alles basiert auf Aminosäuren.

Zwanzig Aminosäuren nutzt unser Körper. Acht davon kann er nicht selbst herstellen, sie müssen wir über die Nahrung aufnehmen. Fachleute nennen sie auch essenzielle Aminosäuren. Aus diesen acht kann er alle anderen selbst basteln – vorausgesetzt, er hat die Werkzeuge dazu: Vitamine, Mineralstoffe und Spurenelemente. Zweite Voraussetzung: Die Leber muss fit sein. Sie ist die größte Aminosäuren- und Eiweißwerkstatt des Körpers. Solange sie mit den Folgen einer dauerhaften Alkoholberieselung kämpft, fällt ihr das schwer.

Ohne Alkohol erholt sich der Magen-Darm-Trakt natürlich wieder. Zusammen mit einer vernünftigen Ernährung kommen die Eiweiße dann wieder ausreichend in den Körper. Ich wollte dem ein wenig nachhelfen. Deshalb ist ein Drink Bestandteil unseres Nährstoffkonzeptes, in dem alle acht essenziellen Aminosäuren stecken. Diese muss der Körper nicht mehr aufspalten, sondern kann sie direkt weiterverwenden. Für die erste Zeit ohne Alkohol ist das ein echter Startvorteil.

Alkohol und die fatalen Fünf – mehr Fragen als Antworten

Sie haben es bislang mehrfach gelesen: Nährstoffmängel machen Symptome von A wie Angst bis Z wie Zittrigkeit. Viele der angeblich psychischen Symptome der Alkoholsucht sind eigentlich unserer Meinung nach unentdeckte Nährstoffmängel.

Die Medizin kennt fünf Krankheiten, die auf Nährstoffmängel zurückzuführen sind. Sie heißen Beriberi (B1-Mangel), Pellagra (B3-Mangel), perniziöse Anämie (B12-Mangel), Skorbut (Vitamin-C-Mangel) und Kwashiorkor (Eiweißmangel). Allein die Symptome dieser fünf Krankheiten beschreiben fast komplett, woran ein Alkoholiker „psychisch" leidet. Auch die Parallelen zu den körperlichen Schäden sind nicht zu übersehen. Die Symptome der Fatalen Fünf:

Beriberi (Vitamin-B1-Mangel):

- ⇨ Konzentrationsschwäche und Gedächtnisstörungen
- ⇨ Müdigkeit
- ⇨ Reizbarkeit
- ⇨ Depressionen
- ⇨ Angstzustände
- ⇨ Teilnahmslosigkeit
- ⇨ Schlafstörungen
- ⇨ Appetitlosigkeit
- ⇨ Kopfschmerzen
- ⇨ Leistungsschwäche
- ⇨ Apathie
- ⇨ Magen-Darm-Probleme, Übelkeit
- ⇨ Kribbeln, Taubheit von Händen und Füßen, Einschlafen der Glieder
- ⇨ Muskelschwäche bis hin zu Muskelabbau
- ⇨ Gehstörungen
- ⇨ Sprachstörungen
- ⇨ Schneller Puls
- ⇨ Wernicke-Korsakoff-Syndrom

Pellagra (Vitamin-B3-Mangel)

- ⇨ Appetitverlust
- ⇨ Reizbarkeit
- ⇨ Depressionen
- ⇨ Müdigkeit und Erschöpfung
- ⇨ Schlaflosigkeit
- ⇨ Konzentrationsstörungen
- ⇨ Verwirrtheitszustände
- ⇨ Halluzinationen
- ⇨ Paranoia
- ⇨ Schuppige Haut
- ⇨ Dermatitis (entzündliche Hautveränderungen)
- ⇨ Magen-Darm-Entzündungen, Durchfälle, Erbrechen
- ⇨ Entzündungen der Mundschleimhäute
- ⇨ Schmerzen oder Taubheit in Extremitäten

Perniziöse Anämie (Vitamin-B12-Mangel)

- ⇨ Depressionen
- ⇨ Alltagsmüdigkeit
- ⇨ Antriebsmangel/Apathie
- ⇨ Reizbarkeit
- ⇨ Konzentrations- und Gedächtnisstörungen/Demenz
- ⇨ Katatonie (Bewegungslosigkeit)
- ⇨ Delirium
- ⇨ Halluzinationen
- ⇨ „Ameisenlaufen" und pelziges Gefühl auf der Haut, v.a. in den Extremitäten
- ⇨ Oberflächliches Muskelzucken
- ⇨ Taubheitsgefühle
- ⇨ Koordinations- und Gangunsicherheit
- ⇨ Im Extremfall Lähmungserscheinungen

Skorbut (Vitamin-C-Mangel)

- ⇨ Müdigkeit und Erschöpfungszustände
- ⇨ Depressionen

- ⇨ Schlechte Wundheilung
- ⇨ Blaue Flecke und Blutergüsse
- ⇨ Zahnfleischbluten und Zahnfleischwucherungen
- ⇨ Gelenkentzündungen
- ⇨ Knochenschmerzen
- ⇨ Muskelschwund
- ⇨ Fieber
- ⇨ Durchfall
- ⇨ Geschwächtes Immunsystem
- ⇨ Blasse Haut
- ⇨ Gewichts- und Appetitverlust

Kwashiorkor (Eiweißmangel)

- ⇨ Antriebslosigkeit
- ⇨ Teilnahmslosigkeit
- ⇨ Ängstlichkeit
- ⇨ Depressionen
- ⇨ Muskelschwäche
- ⇨ Muskelschwund an Armen und Beinen
- ⇨ Vorgewölbter Bauch/Kugelbauch
- ⇨ Wassereinlagerungen am ganzen Körper
- ⇨ Vergrößerte Leber/Fettleber
- ⇨ Hautveränderungen
- ⇨ Gewichtsverlust

Es gilt das Dogma, dass diese Krankheiten in Industrienationen ausgestorben sind. Selbst wenn ein Arzt sie noch aus Lehrbüchern kennt, erkennt er sie nicht unbedingt. Alkoholikern fehlen diese Nährstoffe aber extrem häufig, das ist selbst bei Wikipedia schon angekommen. Ein wenig schizophren ist das schon. Das Wissen ist da – aber die Medizin setzt es nicht um.

Es ist zum Haareraufen: Warum versorgt man Trinker nicht in satter Menge mit allen Nährstoffen und schaut, was hinterher überhaupt noch an „psychischen“ Symptomen übrig bleibt? Warum schickt man diese Leute direkt auf die Psychocouch statt vorher zum Blutabnehmen?

Und warum erinnert mich das an die Magengeschwür-Patienten vor 50 Jahren, die statt zwei Wochen Antibiotika Hunderte Stunden Psychotherapie verordnet bekamen? Welcher Arzt würde mit dem heutigen Wissen von skorbutkranken Matrosen verlangen, sie sollten gegen ihre bleierne Müdigkeit mit blankem Willen ansteuern? Genau das ist es aber, was heute von Menschen verlangt wird, die aus dem Alkohol aussteigen wollen. Hier liegt möglicherweise ein Riesenfehler.

Mit Nährstoffen den Ausstieg begleiten (Dr. med. Bernd Guzek)

Damit eines klar ist: Niemand behauptet, Nährstoffe allein könnten einen Alkoholiker kurieren. Aber sie machen es sehr viel einfacher, die Finger vom Glas zu lassen. Das hat meine Frau so erlebt – und das haben wir auch bei anderen gesehen.

Wem Nährstoffe fehlen, der fühlt sich mies. Das macht nervös, depressiv, müde, antriebslos oder verursacht sogar Angst- und Panikgefühle. Das sind nur einige wenige Beispiele. Dann springt das Urzeitgehirn an, das Suchtgedächtnis meldet sich und funkt: „Hey, ich kenn da ein Gegenmittel!" Die Rückfallgefahr steigt. Schließt man hingegen die Nährstofflücken, kehrt viel Kraft und Wohlbefinden zurück, ein echter Rückfallschutz.

Nährstoffe können möglicher Weise sogar noch mehr. Eine Reihe meiner Ärzte-Kollegen dosieren sie deutlich höher, als sie gemeinhin für den täglichen Bedarf Gesunder empfohlen werden - und melden damit bei vielen Erkrankungen Erfolge. Eine ganze Medizindisziplin nutzt das Potenzial von Nährstoffen. Sie heißt „orthomolekulare Medizin." Auch Dr. Abram Hoffer behandelte den Gründer der Anonymen Alkoholiker, Bill W., mit solchen „therapeutischen Dosierungen."

Ein Beispiel sind die Aminosäuren GABA und Glycin. Als Pulver oder Tablette geschluckt, entfalten sie eine beruhigende Wirkung. Das ist alles auch schon längst erforscht und in wissenschaftlichen Studien gut belegt. Trotzdem wissen leider nur die allerwenigsten Ärzte von der segensreichen Hilfe durch Nährstoffe.

Nährstoffe und Alkohol: Was wissen Ärzte?

Der Arzt sollte beim Ausstieg aus dem Alkohol immer erster Ansprechpartner sein. Bevor jemand das erste Glas stehen lässt, ist ein Besuch in der Arztpraxis unbedingt sinnvoll. Vor allem muss abgeklärt werden, ob die Sucht bereits so tief sitzt, dass eine stationäre Entgiftung nötig ist. Wir kommen später noch mal darauf zurück.

Mit Ihrem Arzt über Nährstoffe zu sprechen, könnte jedoch frustrierend ausgehen. Über Vitamine und Co wissen die meisten Kollegen leider viel zu wenig. Das Thema spielt in unserer Ausbildung so gut wie keine Rolle. Die Aminosäuren und die gesamte Nährstoff-Biochemie hämmern wir uns an deutschen Unis in allerkürzester Zeit prüfungstauglich in den Kopf – vor der ersten Zwischenprüfung.

In der gleichen Zeit paukt man andere Hammerfächer wie Anatomie. Bei mir persönlich kamen im gleichen Semester auch noch anorganische Chemie, Biologie und andere kleinere Fächer hinzu, 27 harte Pauk-Prüfungen waren es in nur wenigen Monaten. Alle bestanden. Aber Zeit für die genaue Betrachtung des hoch spannenden Themas Biochemie und Nährstoffe? Gab es nicht.

Von daher ist es ein Glücksfall, wenn sie einen Kollegen finden, der sich in dem Bereich auskennt. Es gibt sie, aber sie sind nicht überreichlich gesät. Und Kollegen, die bei diesem Thema abweisend reagieren, gibt es leider auch. Manche machen ihren Patienten dann beispielsweise mit Leichenbittermiene klar: „Mit mehr als 2.000 Internationalen Einheiten (das ist ein Mengenmaß) Vitamin D am Tag riskieren Sie Kopf und Kragen." Dabei haben Studien gezeigt, dass diese Menge oft nicht mal ausreicht, einen normalen Vitamin-D-Spiegel im Blut überhaupt aufrechtzuerhalten – ganz zu schweigen davon, einen zu niedrigen wieder zu erhöhen.

In der Fachliteratur finden sich auch Fälle, da haben Menschen bis zu sechs Jahre lang täglich bis zu 60.000 Internationale Einheiten geschluckt – ohne davon krank zu werden. Im Gegenteil. Sie heilten damit ihr Asthma. Sie brauchen sich diese Vitamin-D-Mengen jetzt nicht zu merken. Es dient hier lediglich als Beispiel dafür, was meine Kollegen zu diesem Thema wissen – und was nicht.

Beim Thema Nährstoffe steht man also ein wenig vor einem Dilemma, wenn es um das Gespräch mit dem Arzt geht. Man kann es ansprechen – muss sich dann aber auch darauf gefasst machen, vielleicht verunsichert zu werden. Oder aber man schweigt dazu. Das muss jeder individuell entscheiden. Es ist ohnehin so, dass die Nährstoffe nicht auf Kassenrezept verschrieben werden dürfen. Auch bei Laboruntersuchungen auf eventuelle Nährstoffmängel gibt es einige Fußangeln, die viele Kollegen gar nicht kennen.

Hinzu kommt, dass in jeder Praxis täglich Patienten sitzen, die bei Dr. Google den absoluten Beweis gefunden haben, an welcher Krankheit sie leiden – ohne aber zu verstehen, was sie da gelesen haben. Auch das führt dazu, dass Ärzte schon mal abweisend reagieren, wenn der Patient ihnen etwas Neues erzählen will.

Labortest: ja oder nein?

Natürlich kann ein Bluttest Nährstoffmängel aufspüren. Allerdings zahlen die Krankenkassen viele Tests nicht oder nur dann, wenn Ihr Arzt viel Schreibkram auf sich nimmt, um sie einzeln bei der Kasse zu rechtfertigen. Dazu hat er weder Zeit noch Lust. Vor allem, wenn er selbst keinen Sinn darin sieht, weil er sich mit Nährstoffen gar nicht auskennt.

Hinzu kommt auch beim Thema Labor leider nicht selten veraltetes Fachwissen. Ein Beispiel: Wenn Sie Ihr Vitamin B12 im Blut bestimmen lassen wollen, suchen die meisten Labore noch nach dem „Gesamt-B12". Der Wert kann aber noch völlig in Ordnung sein – Sie haben aber trotzdem schon einen kräftigen Mangel, sogar mit Symptomen. Das Laborergebnis spiegelt aber vor, Sie bräuchten das Vitamin nicht.

Viel aussagekräftiger ist hier der sogenannte „Holo-TC"-Wert. Den aber machen nur wenige Labore. Ihr Arzt arbeitet aber in der Regel mit einem Labor fest zusammen und kreuzt auf dem Laborzettel an, was dort eben zum Thema B12 angeboten wird - ohne sich weiter Gedanken zu machen. Wenn Sie also Pech haben, wird falsch gesucht - und Sie bekommen das Ergebnis „alles O.K.", haben aber trotzdem einen Mangel. Es gibt noch viele solche Beispiele.

Beim Thema Labortests auf Nährstoffe klaffen in der Kassenmedizin riesige Lücken. Das haben natürlich auch private Anbieter erkannt. Es gibt mittlerweile Blut-Tests für zu Hause. Dabei reicht ein Blutstropfen aus dem Finger. Diese Tests sind relativ neu - noch weiß man nicht wirklich, wie aussagekräftig und zuverlässig sie sind. Sie mögen Hinweise geben, an den Ergebnissen festklammern sollte man sich aber nicht.

Diese Tests sind auch recht kostenaufwendig. Stellt sich die Frage, ob das Geld nicht besser gleich in Nährstoffpräparate investiert ist. Bei meiner Frau haben wir das so entschieden. Die Nährstoffe, die sie genommen hat, schaden auch in hoher Dosis nicht. Viele Vitamine, wie beispielsweise die B-Vitamine oder Vitamin C, scheidet der Körper einfach wieder aus, wenn es zu viel wird. Selbst wenn man also von dem einen oder anderen Nährstoff gar nicht so viel bräuchte, kann man ihn auch ohne Labortest nehmen. Flapsig gesagt heißt das einzige Risiko: Man produziert teuren Urin.

Es gibt zwei Werte, bei denen es sehr sinnvoll ist, sie im Labor checken zu lassen: Eisen und Vitamin D. Viele Ärzte erklären sich dazu auch bereit. Wenn Sie also die Möglichkeit dazu haben, tun Sie es. Eisen fehlt Alkoholikern sehr häufig, bei trinkenden Frauen ist ein Eisenmangel schon fast sicher. Zögert Ihr Arzt, signalisieren Sie ihm, den Test notfalls aus eigener Tasche zu zahlen. Dann hat er den Ärger mit der Krankenkasse nicht und er wird sich deshalb schneller dazu bereit erklären. Ein Test kostet zwischen 30 und 40 Euro.

Passen Sie aber bitte genau auf, welcher Eisenwert bestimmt wird. Auf dem Laborzettel muss als Auftrag „Bestimmung der Transferrin-Sättigung

(TSAT)“ stehen, sonst kann man es auch sein lassen. Das ist der einzige wirklich aussagekräftige Wert. Wenn das Standardlabor eines Arztes den TSAT nicht anbietet, bitten Sie Ihren Arzt, dafür nach einem anderen Labor zu suchen.

Transferrin ist der Transporter, der das Eisen durch den Körper schleust. Ist er gut beladen („gesättigt“), stimmt auch der Eisenhaushalt. Alle anderen Werte sind – gerade bei Alkoholikern – wenig aussagekräftig. Selbst der Ferritinwert (eigentlich schon eher ein moderner Laborparameter) kann bei ihnen wenig aussagen. Alkoholiker leiden häufig an stummen, aber chronischen Entzündungen im Körper. Diese können Schuld daran sein, dass die Eisenspeicher zwar gut gefüllt sind (das misst der Ferritinwert), das Eisen dem Stoffwechsel aber nicht zur Verfügung steht. Deshalb ist es immer am sinnvollsten nachzusehen, wie gut beladen die Eisentransporter sind. Denn sie nehmen aktiv am Eisenstoffwechsel teil.

Noch weniger sinnvoll ist die Bestimmung des Hämoglobinwertes als indirekter Marker für den Eisenwert. Der sagt so gut wie nichts über Ihre Eisenspeicher aus. Die können schon komplett leer sein, das Hämoglobin (Hb) aber noch im Normbereich. Wenn der Eisenwert gecheckt wird, dann unbedingt in Kombination mit den Leberwerten. Denn: Fällt der Eisenwert zu niedrig aus, muss die Leber fit sein, damit man Eisen eventuell höher dosiert auffüllen kann.

Auch beim Vitamin-D-Test ist es wichtig, den richtigen Wert bestimmen zu lassen. Gemessen werden muss die Speicherform des Vitamins D, das sogenannte Calcidiol oder auch 25-OH-Vitamin D. Die gute Nachricht ist: Das findet sich mittlerweile sogar relativ häufig auf den Laborzetteln.

Laborwerte: Normal heißt noch lange nicht gesund

Nehmen wir mal an, ein Laborergebnis bescheinigt: Alles normal. Dann sollte man sich nicht zu früh freuen. Normal bedeutet nämlich nicht automatisch gesund oder gar optimal. Ein normaler Laborwert heißt erst einmal nichts anderes, als dass er sich im Mittelfeld der sogenannten Gauß’schen

Verteilung befindet. Vielleicht erinnern Sie sich daran noch aus der Schule. Das ist ein Begriff aus der Statistik. Diese Verteilung heißt auch Gauß'sche Glocke. Genau so sieht sie auch aus: In der Mitte ist sie am höchsten, an den Rändern flacht sie ab. Ein Laborwert gilt dann als normal, wenn er sich mehr oder minder im breitesten Teil dieser Glocke befindet.

Ein normaler Laborwert bescheinigt anders ausgedrückt: Man hat einen ähnlichen Wert wie die meisten Mitmenschen. Ein normaler Laborwert ist nichts anderes als ein Durchschnittswert, ermittelt bei augenscheinlich nicht kranken Menschen. Nicht krank heißt aber noch längst nicht gesund. Gesundheit ist nach Definition der WHO „der Zustand des vollständigen körperlichen, geistigen und sozialen Wohlbefindens".

Bekannte Mediziner wie der Nährstoffspezialist und Sportarzt Ulrich Strunz stellen die geltenden Normalwerte deshalb auch infrage. Er hält beispielsweise einen Vitamin-D-Wert von 80 ng/ml für gut – das ist laut offizieller Lesart aber schon knapp an der Grenze zur Überversorgung. Nach der Erfahrung des Kollegen geht es den Patienten mit einem solchen Wert aber bestens und noch viel besser als mit einem Vitamin-D-Spiegel, der nach Laborstandard als normal gilt.

Lange Rede kurzer Sinn: Laborwerte können vielleicht einen Hinweis geben, wie es um die Nährstoffversorgung steht. In dem Dickicht aus Fachbegriffen und im Dschungel von so vielen Werten kann man sich aber leicht verlieren. Es ist außer beim Vitamin D und Eisen fraglich, ob das die Mühe wert ist.

Nährstoffe: das Elend der empfohlenen Tagesdosis

Ein paar Worte auch noch zu den Vitaminmengen, die offiziell empfohlen werden. Häufig wird ja so getan, als würde sofort tot umfallen, wer diese tägliche Dosis deutlich überschreitet. Festgelegt werden diese Werte für den deutschsprachigen Raum von Ernährungs-Fachgesellschaften und nicht von Ärzten. Sie sind so berechnet, dass ein gesunder Mensch, der diese Werte täglich zu sich nimmt, nicht an Nährstoffmängeln erkrankt – und noch eine kleine Reserve behält. Insgesamt sind diese Empfehlungswerte aber wirklich ziemlich auf Kante genäht.

Die Empfehlungen stellen das absolute Minimum dar. Das bedeutet aber keinesfalls im Umkehrschluss, dass größere Mengen nun schädlich wären.

Die Fachgesellschaften schreiben übrigens ausdrücklich: „Diese Referenzwerte [...] sind nicht ausreichend, um bei Personen mit einem Nährstoffmangel entleerte Speicher wieder aufzufüllen. Sie gelten auch nicht für Personen, die durch Genussgifte (z.B. erhöhten Alkoholkonsum) [...] belastet sind." Konkret: Für Alkoholiker gelten die Nährstoffempfehlungen nicht, weil diese deutlich mehr brauchen. Und: Wer einen Mangel hat, muss deutlich mehr nehmen als den offiziellen Tagesbedarfs-Wert, um wieder ordentlich versorgt zu sein.

Früher waren diese niedrigen empfohlenen Werte sogar Grundlage dafür, wo ein Nährstoff als Tablette verkauft werden durfte. Überschritt die Dosierung eines Produktes die Tagesempfehlung deutlich, verbannte es der Gesetzgeber in die Apotheke. Im Falle von sehr hoch dosiertem Vitamin D beispielsweise machte er es sogar rezeptpflichtig.

Auf Amazon kann man allerdings Vitamin D in genau dieser Dosierung frei kaufen: 20.000 Internationale Einheiten (I.E.) stecken da in einer Tablette. Sogar 50.000 I.E. sind dort zu haben. Offenbar um jeglichem Ärger gleich mal vorzubeugen, schreibt der Anbieter sicherheitshalber dazu: „Eine Tablette wöchentlich nehmen" – was der Verbraucher draus macht, ist ja seine Sache. Gleichzeitig ist in deutschen Apotheken ein genauso hoch dosiertes Vitamin D weiterhin nur gegen Rezept zu erhalten. Ganz schön frech: Das frei verkäufliche kostet noch nicht mal die Hälfte.

Dass auch in Europa mittlerweile hoch dosierte Nährstoffe frei zu kaufen sind, verdanken wir dem amerikanischen Markt. Auf der anderen Seite des großen Teiches sieht man das Thema Nährstoffergänzung schon seit eh und je deutlich lockerer, und das, obwohl die dortige Arzneimittelbehörde

FDA sehr streng ist. Früher musste in Deutschland sehr hoch dosierte Vitamine noch ein Arzt verschreiben, erst dann durften sie aus den Staaten importiert werden. In Zeiten von Amazon und Co ließ sich das alles nicht mehr halten.

Behalten Sie also bitte im Kopf: Die Dosierungen, von denen wir hier sprechen, bringen niemanden um. Jegliches Geraune (ob von Dr. Google oder von selbst ernannten Nährstoffexperten) darf man elegant ignorieren.

Das Guzek-Protokoll: Mit Nährstoffen raus aus dem Alkohol

Unserer Meinung nach kann unser Nährstoffkonzept den Ausstieg aus dem Alkohol unterstützen und erleichtern. Bei meiner Frau hat es jedenfalls sehr gute Dienste getan und auch bei Bekannten und Freunden haben wir sehr positive Effekte gesehen.

Das „Guzek-Protokoll" basiert auf einem breiten Spektrum von Erkenntnissen. Es ist das Ergebnis einer jahrelangen Recherche in der internationalen wissenschaftlichen Literatur. Die Literaturliste finden Sie auf unserer Website www.alkohol-ade.com/literatur. In das Guzek-Protokoll sind zudem Therapiekonzepte vor allem US-amerikanischer Kliniken eingeflossen, die Nährstoffe beim Alkoholausstieg ergänzend einsetzen. Ihre Erfolgsraten sind weit überdurchschnittlich.

Nachdem meine Frau mit Unterstützung unseres Protokolls unkompliziert den Ausstieg aus dem Alkohol schaffte, meldeten sich auch Menschen mit demselben Problem aus unserem näheren Umfeld. Sie hatten den Erfolg mitbekommen und wollten es nun selbst versuchen. Erfreulicherweise hat das Konzept auch ihnen geholfen, alle bis auf einen sind dauerhaft vom Alkohol weg.

Später entstanden dann auch Kontakte zu uns vorher Unbekannten. Sie waren Freunde von Freunden, zu anderen entstand der Kontakt in Fach-

Internetforen. Alle mit Alkoholproblemen. Auch sie hatten Interesse an unserem Nährstoffprotokoll und probierten es aus. Erfreulicherweise hatten auch von ihnen die meisten Erfolg – natürlich war hier die Nachverfolgung deutlich schwerer, zu einigen riss der Kontakt auch ab. Dennoch war es sehr ermutigend, was uns die Betroffenen gerade über die ersten Tage ohne Alkohol schrieben. Viele sprachen davon, keinen oder nur geringen Drang zu verspüren, trinken zu wollen – auch insgesamt gaben die Betroffenen an, deutlich ruhiger zu sein und vor allem sehr gut zu schlafen.

Bemerkenswert: Probleme bekamen die Betroffenen vor allem dann, wenn sie sich nicht an das Nährstoffprotokoll hielten. Dann stieg sofort der Drang zu trinken. Je frischer der Betroffene trocken war, umso deutlicher war dieser Effekt. Einige Betroffene hatten es mit nur einem Teil der Nährstoffe probiert, auch dann hakte es. Probleme gab es auch wegen zu unregelmäßiger Einnahme. Offenbar ist vor allem der anfängliche Zweistundentakt für einige Nährstoffe spielentscheidend für den Erfolg.

Diese Beobachtungen erfüllen natürlich keine Anforderungen, wie sie an wissenschaftliche Studien gestellt werden. Nur braucht es für die Durchführung von Doppelblindstudien ganz andere Mittel und Institutionen, als sie uns zur Verfügung standen. Die Beobachtungen decken sich aber mit Studien, die in entsprechenden amerikanischen Entzugskliniken gemacht werden, die zusätzlich mit Nährstoffen arbeiten.

Wir haben lange geknobelt und gesucht, bis wir die Produkte für das Protokoll zusammen hatten. Sie sollten gut dosiert sein. Außerdem haben wir besonderen Wert darauf gelegt, dass der Körper sie optimal aufnehmen kann. Das hängt mit der Verbindung zusammen, in der der Nährstoff eingebettet ist.

Ein Beispiel: Vitamin B12 gibt es als Cyanocobalamin oder als Methylcobalamin. In beiden steckt Cobalamin, also B12. Das Cyanocobalamin ist zwar das am häufigsten verkaufte Vitamin B12, aber es ist eigentlich eine künstliche Verbindung, die der Körper nicht kennt. Er muss es erst in mehreren Stoffwechselschritten umbauen, bis er es auch verwenden kann.

Dabei muss er unter anderem die Cyanid-Gruppe abspalten. Cyanide sind Salze der Blausäure. Richtig gelesen: Der Körper muss also erst Blausäure entgiften, bis er an das B12 rankommt. Anders beim Methylcobalamin. Das kann er direkt weiter verwenden. Fast jeder Nährstoff im Protokoll wird in unterschiedlichen chemischen Verbindungen verkauft - und fast alle haben solche Vor- und Nachteile. Da muss man schon lange drüber nachdenken, bis man die optimalen herausgefiltert hat. Gleich zum erstbesten im Supermarkt zu greifen ist jedenfalls keine hilfreiche Idee.

Ein anderes Beispiel: Vitamin B3. Es gibt dieses Vitamin als Niacin oder als Nicotinamid. Für den Stoffwechsel ist es fast egal, welches man einsetzt. Sie sind chemisch fast Zwillinge. Aber auch nur fast. Das Niacin hat eine sehr kräftige und durchaus nicht immer angenehme Nebenwirkung: Den so genannten Flush.

Zehn Minuten nach der Einnahme prickelt erst die Haut - bis sie sich knallrot verfärbt, heiß wird, juckt und brennt. Man kann sich an diesen Effekt zwar gewöhnen, schön geht aber anders. Unser Protokoll sah drei Gramm Nicotinamid am Tag vor. Würde man das als Niacin nehmen, wäre das kaum auszuhalten.

In vielen Produkten, die wir ausgewählt haben, stecken auch clevere Kombinationen. Nur so schafften wir es, knapp 40 Substanzen in ein noch überschaubares Einnahmeschema zu bekommen.

Wenn möglich, haben wir die Nährstoffe als Pulver gewählt. Dieses lässt sich in einem Getränk auflösen. Meine Frau meinte dazu: „Dann fühlt man sich nicht so krank.“ Auch ersparte dies einem berufstätigen Bekannten, der das Konzept ausprobierte, unangenehme Kollegenfragen. Ein Getränk fällt einfach nicht so auf, wie ein Schwung Tabletten.

Der einzige Haken an den Kombinationsprodukten wie der B-Komplex, dem Schlaf-Drink oder dem GABA-Glycin-Stick: Fehlt ein Kombiprodukt, fallen gleich eine ganze Reihe Bausteine weg. Wir mussten also immer gut darauf achten, wirklich alles im Plan und vor allem zu Hause zu haben.

In den ersten trockenen Tagen und Wochen werfen Symptome wie Unruhe, Nervosität, Depressionen oder innere Leere frisch Trockene wieder aus der Bahn. Da ist jede Unterstützung unglaublich wichtig.

Unser Protokoll hat nach Aussage meiner Frau genau diese Symptome in der ersten Zeit drastisch verringert oder gar ganz verschwinden lassen. Ein Monat sei ein überschaubarer Zeitraum, meinte sie. So lange könne man auch einen recht dicht gedrängten Plan schon durchhalten. Unter www.alkohol-ade/Protokoll beschreibt sie genauer, welche Produkte sie eingenommen hat.

Zusammengefasst: Unser Nährstoffprotokoll beruht auf einer breiten wissenschaftlichen Basis, gepaart mit Erfahrungen internationaler Therapeuten und Kliniken und Berichten von Betroffenen, die es angewendet haben.

Persönlich würde ich mir wünschen, dass sich Kollegen, Kliniken und Forschungseinrichtungen finden, die das Protokoll weiter wissenschaftlich untersuchen und vielleicht sogar noch weiter verbessern. Die Zeit dafür scheint mir überreif. Nicht umsonst beispielsweise betiteln ja Kollegen im renommierten „British Medical Journal“ ihre Arbeit zu Vitamin C und Alkoholismus mit „Call for Action“.

Ein Wort zu den Kosten: Sehr grob überschlagen haben wir 10 Euro am Tag für die Nährstoffe meiner Frau ausgegeben. Davon hat die Krankenkasse natürlich nichts übernommen, es sind ja auch keine Medikamente. Gemessen an dem, was früher so an Haushaltsgeld für Alkohol drauf ging, relativieren sich die Kosten für das Protokoll ziemlich schnell.

Der Nährstoff-Fahrplan für die ersten 30 Tage ohne Alkohol

In der ersten Zeit ohne Alkohol sind zwei Dinge besonders wichtig: Nährstofflücken zu schließen und das leckgeschlagene Nervenbotenstoff-System möglichst rasch in die Balance zu bringen. So sinkt die Rückfallgefahr. Ruhe und Entspannung ohne Alkohol zu finden ist ein sehr guter

Schutz für frisch Trockene, die häufig unter Anspannung, Unruhe, Stress ja sogar Angst und Panik leiden. All das kann unser Nährstoffkonzept nach den Erfahrungen meiner Frau abfedern. Das bestätigten auch andere, die das Guzek-Protokoll ausprobierten.

Zugegeben: Es sind so einige Nährstoffe zusammengekommen und entsprechend straff gestaltete sich das Einnahmeschema. Hinzu kamen noch ein paar weitere wichtige Aspekte. Einige Nährstoffe stehen morgens auf dem Plan (Beispiel: Die B-Vitamine, sie machen wach), sind aber auf nüchternen Magen keine gute Idee (sonst kann es zu Übelkeit kommen). Andere mussten wir über den Tag verteilen, um einen dauerhaften Spiegel im Blut zu gewährleisten (Beispiel: Glutamin, das den Blutzuckerspiegel unterstützt).

Wieder andere Nährstoffe standen dann abends auf dem Zettel. Ein- und Durchschlafen ist in der ersten Zeit ohne Alkohol für viele Betroffene ein Thema. Wo immer möglich, bevorzugten wir Pulver und Shakes gegenüber Tabletten. Es ist schlicht einfacher zu nehmen. Der Löwenanteil der Pillen steht morgens an.

Welche Nährstoffe und welche Produkte meine Frau eingenommen hat, beschreibt sie auf www.alkohol-ade.com/protokoll.

1. Einnahme, direkt nach dem Aufstehen

EAA: Die Abkürzung steht für „Essential Amino Acids", also essenzielle Aminosäuren. Im Shake, den wir für meine Frau wählten, stecken alle Aminosäuren, die der Körper nicht selbst herstellen kann – aus denen er aber alle anderen baut. So eine Art Lego-Grundbaukasten für das Nervenbotenstoff-System und natürlich den gesamten Eiweißstoffwechsel. Sie haben einige Aminosäuren bereits weiter vorn im Buch kennen gelernt. Diese essenziellen Aminosäuren sind: L-Leucin, L-Lysin, L-Isoleucin, L-Valin, L- Methionin, L-Threonin, L-Tryptophan, L-Phenylalanin. Wie Sie ja jetzt wissen, fehlt Menschen mit zu hohem Alkoholkonsum sehr häufig Eiweiß und damit auch essentiellen Aminosäuren. Morgens, auf leeren Magen, kann der Körper Aminosäuren am besten aufnehmen.

Taurin: Das Gleiche gilt für die zusätzlich hinzugefügte Aminosäure Taurin. Auch sie gelangt auf leeren Magen besser in den Körper. Sie ist gleich morgens dabei. Ausgeglichen und ruhig in den Tag zu starten, ist eine feine Sache.

Glutamin: Die Aminosäure Glutamin ist ebenfalls gleich morgens im Konzept. Der Blutzuckerspiegel soll nicht nach dem Frühstück durchsacken.

2. Einnahme morgens, zum Frühstück

Zugegeben kommt hier einiges zusammen. Das hat auch praktische Gründe. Was morgens schon intus ist, kann man im Tagesverlauf nicht so leicht vergessen.

Der Vitamin-B-Komplex: Er enthält alle wichtigen B-Vitamine und dient dem Auffüllen von Nährstofflücken. Flankiert wird der B-Komplex in der Anfangszeit von vier B-Vitaminen, die wir als Extraportion dazu gaben. B-Vitamine auf leeren Magen zu nehmen, empfiehlt sich überhaupt nicht. Das gibt Übelkeit.

Zusätzliche B-Vitamine: Diese zusätzlichen B-Vitamine sind Vitamin B1, Folsäure, Niacin (Nicotinamid) und B12. Das B12 haben wir als so genannte sublinguale Form gewählt. Das bedeutet übersetzt: Unter der Zunge wirkend. Es wird geht direkt über die Mundschleimhaut ins Blut und umgeht so die Magen-Darm-Passage. Diese ist bei Alkoholikern häufig angeschlagen und deshalb funktioniert die Aufnahme von Vitamin B12 häufig auch nicht.

Meine Frau hat Vitamin B12 als Tropfen genommen. Man muss dazu sagen, dass diese Tropfen einen sehr geringen Anteil Alkohol enthalten. Sie hatte damit keine Probleme, ein Bekannter hingegen schon. Dieser wählte dann B12-Tabletten, die man unter die Zunge legt und die sich dort dann auflösen. Je mehr Zeit der Wirkstoff im Mund hat, umso besser. Deshalb ist es kontraproduktiv, direkt danach zu essen, zu trinken oder Zähne zu putzen.

Stichwort B-Vitamine. Gerade das Vitamin B1 ist für Ex-Trinker besonders wichtig. Es kurbelt unter anderem kräftig den Energiestoffwechsel an. Ist super, hat nur manchmal einen Nebeneffekt: Vitamin B1 macht Hunger. Nicht immer, aber doch schon häufig.

Der Multi-Komplex mit vielen Spurenelementen: Wir haben lange gesucht, wie wir die Spurenelemente Jod, Selen, Zink, Mangan und Chrom möglichst in einer Tablette ins Schema integrieren konnten, denn fünf einzelne zusätzliche Tabletten wären lästig gewesen. Gefunden haben wir dafür einen Multi-Nährstoff-Komplex, der mit zwei Tabletten die aus unserer Sicht nötige Menge dieser Substanzen abdeckt – plus noch einige weitere, die ohnehin im Guzek-Protokoll auftauchen. Das enthaltene Zink lässt empfindliche Mägen rebellieren, genau wie B-Vitamine. Vermieden haben wir das, indem die beiden Tabletten nicht zusammen im Protokoll stehen, sondern zeitversetzt. Dann klappte das auch ohne Übelkeit.

Phosphatidylserin und Vitamin D: Morgens auch noch mit dabei sind das Phosphatidylserin und das Vitamin D. Vitamin D ist fettlöslich, Phosphatidylserin ist eine fetthaltige Substanz, deshalb passen die beiden gut zusammen. Phosphatidylserin unterstützt die Konzentration und trägt zur Ruhe bei.

Vitamin C: Die erste Portion Vitamin C des Tages. Vitamin C taucht ab dann zu jeder Einnahme auf. Das ist wichtig, um den ganzen Tag über den Vitamin-C-Spiegel im Blut konstant zu halten. Der Körper kann Vitamin C nicht speichern, einen Überschuss spült es beim nächsten Toilettengang hinaus. Wir haben ein Vitamin C gewählt, das als Pulver leicht in ein Getränk zu rühren ist.

Wichtig: Das Vitamin C liegt hier in einem Salz gebunden vor (Natriumascorbat). Das hat den Vorteil, dass es nicht so sauer schmeckt (es schmeckt eher leicht bitter), und vor allem produziert es nicht die häufige Nebenwirkung des reinen Vitamin C: Blähungen und Durchfall. Per se wäre dies unangenehm – und im Arbeitsalltag schon gar nicht zu tolerieren.

Kalzium: Morgens mit dabei ist auch das Kalzium. Zusammen mit dem Vitamin D wird es besonders gut aufgenommen – und es ist für den Tag sozusagen „von der Liste".

Arginin: Die Aminosäure Arginin trägt zur Entspannung bei. Ein guter Start in den Tag.

3. Einnahme (10 bis spätestens 11 Uhr morgens)

Glutamin: Eine erneute Portion, um den Blutzuckerspiegel zu unterstützen und den Zellen Energie zur Verfügung zu stellen.

Vitamin C: Um den Vitamin-C-Spiegel über den Tag konstant zu halten.

Acetylcystein: Eine Brausetablette, die sich zu diesem Zeitpunkt gut mit den anderen Nährstoffen kombinieren lässt. Einmal am Tag genommen, musste sie im Schema irgendwo mit unterkommen. Es ist nicht spielentscheidend, wann sie im Schema steht. Wichtig ist nur, dass sie dabei ist. Acetylcystein bringt eine angegriffene Leber auf Trab, trägt zur Entgiftung bei.

GABA/Glycin: Zum ersten Mal kommen jetzt die Aminosäuren und Neurotransmitter GABA und Glycin zum Einsatz. Das Produkt, das wir für meine Frau auswählten, ähnelt optisch einem Portionsbeutelchen Zucker, den man zum Kaffee erhält. Das macht es auch im Berufsalltag unauffällig. Der Stick enthält ein Pulver, das man entweder in einem Getränk auflösen kann – oder aber (wie morgens das Vitamin B12) unter die Zunge gibt, es dort möglichst lange belässt und den Rest dann schluckt. So kann es direkt ins Blut übergehen.

Der Stick enthält außerdem Magnesium und Theanin. Diese Substanzen unterstützen Ruhe und Ausgeglichenheit und tragen auch zur Konzentration bei. In der ersten Zeit ohne Alkohol schießt ja der erregende Nervenbotenstoff Glutamat über, die beruhigenden Neurotransmitter hingegen fehlen. Sie stecken in diesem Pulver-Stick. Weiterhin enthält das GABA-Glycin-Pulver auch noch P5P, das ist die biochemisch aktive Form des Vitamins B6. Das ist insbesondere für Menschen mit zu hohem Alkoholkonsum wichtig.

4. Einnahme (Mittagessen)

Der Multi-Komplex: Die zweite Tagesportion.

Vitamin C: Als weitere Teilportion.

Kalium: Die Tablette passt hier gut hinein, da um diese Uhrzeit insgesamt nicht so viele Nährstoffe auf dem Plan stehen. Es ist aber nicht zeitkritisch, sie unbedingt zum Mittagessen einzunehmen.

Taurin und Arginin: Die zweite Portion des Tages, als dezente Entspannungshilfe.

Niacin: Zwei weitere Tabletten Niacin (die ersten zwei gab es morgens zum Frühstück) sollen nach Aussage von Niacinforschern und auch Betroffenen den Wunsch nach Alkohol senken. Um die Mittagszeit rührt sich dieser bei vielen Menschen mit Alkoholproblemen zum ersten Mal – deshalb ist Niacin uns um diese Zeit wichtig.

Phosphatidylserin: Zweite Tagesportion. Ein ruhiger Kopf ist hilfreich.

5. Einnahme (2 Stunden später, spätestens 15 Uhr)

Die Nachmittagszeit ist für viele Menschen mit Alkoholproblemen kritisch. Der Wunsch nach dem „Feierabendglas" meldet sich. Dem gilt es entgegenzusteuern, am besten taucht der Gedanke gar nicht erst auf.

Glutamin: Der Blutzuckerspiegel fällt bei vielen Menschen spätestens gegen 16 Uhr ab – auch ohne Alkoholprobleme. Glutamin beugt dem vor. Es muss aber rechtzeitig genommen werden.

GABA/Glycin-Stick: Eine zweite Portion. Sehr, sehr wichtig um diese Uhrzeit. Der Wunsch nach dem Entspannungsglas am Abend kommt am besten gar nicht erst auf.

Vitamin C: Eine weitere Portion.

6. Einnahme (etwa drei Stunden später, also ca. 18 Uhr)

Glutamin: Für den Blutzuckerspiegel und die Energie.

Vitamin C: Eine weitere Portion.

Kalzium: Passt hier gut ins Zeitschema, kann aber auch zu einem anderen Zeitpunkt genommen werden, nicht zeitkritisch.

GABA/Glycin-Stick (optional und abhängig vom Trinkverhalten): Eine weitere Portion GABA/Glycin ist hier eine Option, aber kein Muss. Wir haben bei einigen Betroffenen gesehen, dass sie durchaus auch ohne einen Stick um diese Uhrzeit noch immer ausreichend entspannt waren und der Trinkwunsch nur sehr gering ausgeprägt bzw. nicht vorhanden war. Offenbar hängt dies auch stark von der Alkoholmenge ab, die jemand früher getrunken hat – und auch vom Zeitpunkt, zu dem er oder sie normalerweise zu trinken begann. Anders ausgedrückt: Wer bereits relativ früh am Abend (quasi mit dem Heimkommen von der Arbeit) mit dem Alkohol anfing, der ist auch mit einer zusätzlichen Portion GABA/Glycin besser klargekommen.

Einige Betroffene fuhren sehr gut damit, das GABA/Glycin-Pulver deutlich später als ca. 18 Uhr zu nehmen, quasi als Zwischeneinnahme zwischen 18 Uhr und der letzten Einnahme vor dem Schlafengehen. GABA/Glycin wäre dann also also beispielsweise 20 Uhr dran. Erfahrungsgemäß merkten die Betroffenen schnell, was ihnen wann guttat.

7. Einnahme (ca. eine Stunde vor dem Schlafengehen)

Vitamin C: Die letzte Portion des Tages.

Niacin: Zwei weitere Tabletten bringen die Tagesportion auf drei Gramm. Das ist die Dosierung, die unter anderem Dr. Abram Hoffer bei Alkoholikern einsetzte, so auch bei Bill W, dem Gründer der Anonymen Alkoholiker.

Arginin: Zweite Tagesportion, trägt zur Entspannung bei.

Taurin: Zweite Tagesportion, zur Entspannung und zur Leberunterstützung.

Phosphatidylserin: Blockiert Kortisol und ermöglicht einen ruhigen Schlaf

Der Schlaf-Cocktail: Anfangs nahm meine Frau abends eine Riesenmenge an Einzelsubstanzen, um den Schlaf zu unterstützen. Die Pillenmenge war lästig und ging ins Geld. Wir waren froh, als wir ein Pulver entdeckten, das alle Substanzen gleichzeitig enthielt und das sie sich als Drink zurecht machen konnte.

Die Inhaltsstoffe im Einzelnen: Die Aminosäuren und Neurotransmitter GABA (4g) und Glycin (3g), die Aminosäure Tryptophan als Vorstufe von Serotonin und Melatonin (500mg). Die chemische Zwischenstufe zwischen Tryptophan und Serotonin, das sogenannte 5-HTP (500 mg), 1 mg des schlafanstoßenden Melatonins, 250 mg Magnesium. Außerdem die beruhigenden pflanzlichen Wirkstoffe der Passionsblume, Zitronenmelisse, Hopfen- und Lavendelextrakt. Eine Dose des Pulvers reicht für einen Monat.

Wann	Was	Wie
Direkt nach dem Aufstehen, auf leeren Magen	**Tablette:** 1 Taurin 1.000 mg **Pulver:** 1 Messlöfel Aminosäure-Drink (EAA) 1 TL Glutamin	Pulver zusammen in ein Glas Wasser einrühren.
Zum/nach dem Frühstück	**Tabletten:** 1 Vitamin-B-Komplex 1 Multi-Komplex 1 Vitamin B1 (Benfothiamin) 300 mg 1 Folsäure (Methylfolat) 5.000 mcg	

Wann	Was	Wie
Zum/nach dem Frühstück	**Tabletten:** 2 Niacin (Niacinamid) 500 mg 1 Phosphatidylserin 150 mg 1 Kalziumcitrat 1.000 mg 1 Arginin 1.000 mg 1 Vitamin B12 (Methylcobalamin) 2.000 mcg **Tropfen:** 1 Vitamin D 5.000 I.E. **Pulver:** 2 g Vitamin C	Vitamin C haben wir als Natriumascorbat gewählt. Das schmeckt leicht bitter. In Orangen- oder Grapefruitsaft fällt das nicht auf. Vitamin B12 nach dem Essen, nach dem Zähneputzen.
2 h später (ca. 10 Uhr, spätestens 11 Uhr)	**Pulver:** 2 g Vitamin C 1 TL Glutamin 1 Stick GABA/Glycin **Brausetablette:** Acetylcystein 600 mg	Alles in ein Getränk mischbar. Der Inhalt des Sticks kann auch unter die Zunge gegeben werden (schmeckt leicht säuerlich), dann tritt die Wirkung schneller ein.
Zum/nach dem Mittagessen (ca. 13 Uhr)	**Tabletten:** 1 Multi Komplex 2 Niacin (Niacinamid) 500 mg 1 Arginin 1.000 mg 1 Kalium 600 mg 1 Taurin 1.000 mg 1 Phosphatidylserin 150 mg **Pulver:** 2 g Vitamin C	
2 h später (spätestens 15 Uhr)	**Pulver:** 1 TL Glutamin 1 Stick GABA/Glycin 2 g Vitamin C	

Wann	Was	Wie
2–3 h später (ca 18 Uhr)	**Tabletten:** 2 Niacin (Niacinamid) 500 mg 1 Kalzium 1.000 mg **Pulver:** 1 TL Glutamin 1 Stick GABA/Glycin 2 g Vitamin C	Die Einnahme des GABA/ Glycin-Sticks zu diesem Zeitpunkt ist optional und hängt stark von den ehemaligen Trinkgewohnheiten (Menge, Anfangszeitpunkt) ab. Details: siehe Buchtext
ca. 22 Uhr (ca. eine Stunde vor dem Schlafengehen)	**Tabletten:** 1 Arginin 1.000 mg 1 Taurin 1.000 mg 1 Phosphatidylserin 150 mg **Pulver:** 2 g Vitamin C Schlaf-Cocktail	

1 TL = 1 leicht gehäufter Teelöffel

Mehr dazu unter:

www.alkohol-ade.com/protokoll

Das Nährstoffkonzept im Alltag: Ein paar Erfahrungen

Das Konzept ist stramm, es sind doch ziemlich viele Nährstoffe. Das brauchte eine gewisse Einnahmedisziplin. Deshalb hier zwei Hinweise von Betroffenen, die das Konzept bereits umgesetzt haben. Ein Timer auf dem Handy erinnerte sie zuverlässig an die Einnahmezeiten und reduzierte die Gefahr, aus dem Zeittakt zu geraten. Darüber hinaus hat es sich für viele als praktisch erwiesen, die Tagesnährstoffe in kleine Behältnisse abzufüllen und vorzubereiten. Praktisch für Geschäftsreisen: Das geht auch gleich für mehrere Tage. Die vollständigen Packungen können daheim bleiben.

Es gibt Behältersysteme, die sich für das Mitnehmen von Nährstoffen als sehr praktisch erwiesen haben. Meine Frau nutzte eines, das aus unterschiedlich großen, fest verschraubbaren und dicht haltenden Gefäßen besteht. Einige sind nur so groß, dass Tabletten hineinpassen, andere sind ausreichend groß für ein Getränk (Saft, Wasser), in das sie bereits daheim die Nährstoffpulver einrührte. Das ersparte ihr unterwegs auch lästige Nachfragen oder Blicke. Mehr dazu finden Sie auf unserer Website unter www.alkohol-ade.com/protokoll.

Gibt es Nebenwirkungen?

Nährstoffe sind Lebensmittelbestandteile. Dennoch können sie in Einzelfällen auch unerwünschte Effekte haben. Magnesium beispielsweise kann den Magen-Darm-Trakt schon mal rumpeln lassen – Blähungen und Durchfall können auftreten.

In sehr seltenen Fällen ruft die Aminosäure GABA ca. 10 bis 15 Minuten nach der Einnahme ein leichtes Kribbeln auf der Haut hervor. In noch selteneren Fällen kann sie für zwei oder drei Atemzüge das Gefühl verursachen, schlechter Luft zu bekommen. Dieser Effekt dauert nur extrem kurze Zeit und verschwindet wieder. Er hängt mit der entspannenden Wirkung des GABA zusammen. Der Effekt wird bei vollem Magen minimiert beziehungsweise ausgeschlossen. Eben weil GABA entspannt, kann es natürlich auch müde machen. Abends ein sehr erwünschter Effekt, tagsüber weniger. Das lässt sich vermeiden, indem man die Anzahl der GABA/Glycin-Sticks reduziert.

Alle Betroffenen, die bislang das Konzept für sich ausprobiert haben, sind rasch zu Experten ihrer eigenen Nährstoffe geworden. Sie haben alle sehr schnell gespürt, welcher Nährstoff ihnen guttat und auch, wenn sie ihn nicht vertrugen. Diesen haben sie dann weg gelassen.

Tryptophan und Antidepressiva: Ein Grund zur Vorsicht?

Antidepressiva vom Typ SSRI oder SSNRI verhindern, dass der Glücksbotenstoff Serotonin aus dem Nervenzwischenraum wieder in den Nerv aufgenommen wird. Der Körper baut Serotonin aus Tryptophan auf. Die gängige Lehrmeinung ist, dass Tryptophan und Antidepressiva nicht zusammen genommen werden dürfen, da es sonst zum sogenannten Serotoninsyndrom kommen könne – bei dem eine Art Überdosis Serotonin im Gehirn entsteht. Diese Warnungen finden sich überall, Fachzeitungen und Internet sind voll davon.

Ein Freund von uns nimmt einen SSRI, trank aber auch deutlich zu viel Alkohol und wollte unser Nährstoffkonzept ausprobieren. Deshalb haben wir das Thema Antidepressiva und Tryptophan noch einmal sehr genau recherchiert. Das Ergebnis überraschte uns: Wir fanden nicht eine einzige Studie, nicht mal einen Fallbericht, der dies beweisen würde. Wir haben fast den Eindruck, dass bei dem Thema einer vom anderen abschreibt, ohne die Aussage jemals kritisch hinterfragt zu haben. Nicht gerade selten in der medizinischen Literatur.

Ganz im Gegenteil sogar: Wir fanden eine Studie, bei der den Patienten ein Antidepressivum (SSRI) bewusst zusammen mit Tryptophan gegeben wurde. Ergebnis: Zusammen mit Tryptophan wirkte das SSRI sogar besser. Ausgewiesene Nährstoffexperten wie beispielweise Dr. Ulrich Strunz empfehlen sogar Tryptophan auch für Patienten, die Antidepressiva nehmen.

Jeder Fall sollte individuell bedacht werden. Ansprechpartner ist der Arzt. Unter anderem könnte bei der Entscheidung auch die Dosierung des Antidepressivums eine Rolle spielen. Patienten mit Antidepressiva aber grundsätzlich von Tryptophan abzuraten, erscheint uns nach den Recherchen nicht ausreichend wissenschaftlich begründet zu sein. Von den Produkten, die im Guzek-Protokoll vorkommen, enthalten der Aminosäuren-Drink am Morgen sowie der Schlaf-Cocktail am Abend Tryptophan. Letzterer enthält außerdem noch die chemische Zwischenstufe zwischen Tryptophan und Serotonin, das sogenannte 5-HTP.

GABA: Keinesfalls zusammen mit Epilepsiemedikamenten

Unsere Recherchen zeigten hingen sehr klar, dass die Aminosäure GABA und Medikamente gegen Epilepsie eine bedenkliche Kombination sind.

Diese so genannten Antiepileptika sorgen dafür, dass sich das körpereigene GABA im Gehirn anreichert. Kommt noch zusätzlich über Tabletten GABA hinzu, kann das gefährliche Nebenwirkungen haben. In den Produkten, die wir im Guzek-Protokoll verwenden, steckt GABA in dem GABA/ Glycin-Stick sowie im abendlichen Schlaf-Cocktail.

Ein Wort zum Vitamin D

Unser Protokoll sieht für einen Monat 7.000 Internationale Einheiten (I. E.) Vitamin D vor. 2.000 stecken in dem Multikomplex und 5.000 I. E. hat meine Frau zusätzlich genommen. Das ist nicht wenig – aber auch nicht zu viel und in keinem Fall für diese Zeit eine schädliche Menge.

Vitamin D ist in Nordwesteuropa ein Mangelvitamin, wir sind weiter vorn im Buch schon darauf eingegangen. Insbesondere Menschen mit zu hohem Alkoholkonsum fehlt das Vitamin besonders häufig.

7.000 Internationale Einheiten täglich decken den Tagesbedarf und es bleibt ein Rest, den der Körper speichern und die Lücken damit auffüllen kann. Der international anerkannte Vitamin-D-Forscher Dr. Michael Holick sieht den täglichen Bedarf an Vitamin D für einen Erwachsenen bei ca. 2.000 I. E.. Damit blieben 5.000 I. E. für das Aufdosieren täglich übrig. Multipliziert mit 30 Tagen macht dies 90.000 I. E. zum Auffüllen der Speicher.

10.000 I. E. steigern den Vitamin-D-Spiegel im Blut grob überschlagen um 1 ng/ml (ein Nanogramm pro Milliliter Blut). Damit erhöhen 90.000 I. E. den Vitamin-D-Spiegel etwa um 9 ng/ml.

Geht man davon aus, dass der Vitamin-D-Spiegel anfangs im unteren Normalbereich liegt (also sagen wir 20 ng/ml), so läge er später bei 29 oder 30 und damit immer noch weit von den als zu hoch geltenden Werten entfernt. Der Sicherheitspuffer ist groß genug. Sie haben es weiter vorn gelesen: Der Nährstoff-Arzt Ulrich Strunz hält einen Wert von 80 ng/ml für ideal. Ein Wert, von dem die allermeisten Nordeuropäer meilenweit entfernt sind.

Die Alternative bestünde in einer Bestimmung des Vitamin-D-Spiegels im Blut. Das ist natürlich der bessere Weg – denn ggf. muss noch viel länger und mehr aufdosiert werden. Bis 80ng/ml ist es für viele ein weiter Weg.

Der zweite Monat

Nach 30 Tagen sollten die gröbsten Nährstofflücken geschlossen sein, die der Alkohol gerissen hat. Die Nervenbotenstoff-Systeme hingegen sind möglicherweise noch nicht ganz flott. Ein bis drei Monate dauert es, bis sie sich weitgehend erholt haben.

Am längsten braucht das Dopaminsystem, die beruhigenden Nervenbotenstoffe GABA, Glycin und Konsorten kommen schneller wieder in die Balance. Solange das Dopaminsystem noch hängt, macht den Betroffenen Langeweile, Antriebslosigkeit und Leere zu schaffen. Da hilft nur Geduld. Diese negativen Gefühle sind einem Nervenbotenstoff-System geschuldet, das noch heilen muss.

Auf unserer Website haben wir unter www.alkohol-ade.com/gehirn ein Bild für Sie, das Ihnen das Durchhalten bestimmt erleichtert. Es zeigt, wie sich die Gehirnaktivität in den ersten 30 Tagen ohne Alkohol verbessert.

Man kann das Dopaminsystem unterstützen: Mit den Aminosäuren Tyrosin und Phenylalanin. Sie sind die chemischen Vorstufen des Dopamins. Die Grundbausteine sozusagen. Tyrosin braucht auch die Schilddrüse. Beide Aminosäuren feuern den Stoffwechsel an und steigern Konzentration und Aktivität. Das bringt insgesamt einen Energieschub. Idealerweise setzt man diesen in körperliche Aktivitäten um. Bewegung schiebt die Dopaminproduktion an. Das muss kein Leistungssport sein. Wir kommen im dritten Teil noch mal darauf zurück.

Ansonsten sind im zweiten Monat weiterhin der Vitamin-B-Komplex und der Multi-Komplex am Start. Beide sorgen dafür, dass nicht gleich wieder Nährstofflücken entstehen.

Wann	Was
Direkt nach dem Aufstehen/nüchtern	**Tablette** 1 Phenylalanin 500 mg 1 Tyrosin 500 mg
Zum/nach dem Frühstück	**Tablette** 1 Vitamin-B-Komplex 1 Multi-Komplex
2 h später (ca. 10 Uhr, spätestens 11 Uhr, der Magen sollte möglichst leer sein)	**Tablette** 1 Phenylalanin 500 mg 1 Tyrosin 500 mg
Zum Mittag oder Abendessen	**Tablette** 1 Multi-Komplex

Die Tabelle zeigt sozusagen den Minimalplan. Es spricht allerdings nichts dagegen, in der folgenden Zeit ggf. noch übrig gebliebene Nährstoffe aufzubrauchen. Genauso spricht nichts dagegen, eine Weile weiter nach dem Schema des ersten Monates vorzugehen.

Einige Betroffene, die das Konzept ausprobiert haben, merkten nach einigen Tagen mit dem reduzierten Einnahmeplan, dass „irgendetwas doch nicht ganz passt." Es stellten sich bei einigen wieder Schlafstörungen ein, Anspannung, Nervosität, Antriebslosigkeit oder depressive Verstimmungen. Das besserte sich, als sie zum Fahrplan des ersten Monats zurück kehrten.

All diese Varianten in einem Buch darzustellen sprengt seinen Rahmen. Deshalb haben wir auf unserer Website www.alkohol-ade.com die Möglichkeit geschaffen, dass dort Betroffene ihre Erfahrungen untereinander austauschen können.

Ein Wort an Betroffene mit Angst, Panik oder Depressionen

Es gibt Alkoholiker, die leiden von Haus aus unter Angst- und Panikstörungen beziehungsweise Depressionen. Sie sind am Alkohol kleben geblieben, weil dieser die Nervenbotenstoffe wenigstens kurzfristig in die Wohlfühlrichtung verschiebt. Wenn diese Betroffenen den Alkohol stehen lassen, erwischen sie die alten Probleme wieder mit voller Breitseite. Die neuere Forschung legt aber sehr nahe, dass auch bei diesen Erkrankungen die Nervenbotenstoffe nicht in der Balance sind.

Wer an Angst, Panik oder Depressionen leidet, profitiert von den Aminosäuren GABA, Glycin, Taurin und Tryptophan sagen viele Studien. Von der Vitaminseite könnte sich Vitamin D als spielentscheidend erweisen. Niacin, B1, B6, B12 und Folsäure sind offensichtlich sehr nützlich, ebenso wie Magnesium und Eisen. Auch wichtig ist, es genau auf den Blutzuckerspiegel zu schauen. Denn auch ein zu niedriger Blutzucker kann Angst- und Panikattacken auslösen. Wie gesagt: Weitergehende Fragen auch zum Thema Nährstoffe bei Angst, Panik und Depressionen können Sie auf unserer Website www.alkohol-ade.com anderen Betroffenen stellen und sich mit diesen austauschen.

Noch Fragen? Zusätzliche Informationen und ständig aktuelle Meldungen sowie ein umfangreiches Stichwortregister finden Sie auf unserer Webseite www.alkohol-ade.com. Dort können Sie sich auch mit Betroffenen im Leserforum unter www.alkohol-ade.com/community austauschen.

Gefällt Ihnen unser Buch?
Dann bewerten Sie es bitte auf Amazon!

Wenn Sie unser Buch begeistert und Sie meinen, es sollten auch andere Betroffene lesen – bewerten Sie es dort. Das geht auch, ohne dass Sie das Buch bei Amazon gekauft haben. Vielleicht mögen Sie ja sogar selber in ein paar Zeilen Ihre Meinung als Rezension dort hinterlassen. Vielen Dank!

III. Teil:

Alkohol adé

Nährstoffe unterstützen beim Ausstieg aus dem Alkohol. Sollte jedoch der Eindruck entstanden sein, man könne „mit ein paar Vitaminen" der Alkoholsucht entkommen, so ist das leider falsch. Nährstoffe sind ein Standbein. Nicht weniger, aber auch nicht mehr. Alkohol macht nun mal süchtig. Wenn Sie langfristig die Finger von ihm lassen wollen, brauchen Sie ein Gesamtpaket.

Sie wissen jetzt, wie die Sucht zu Stande kommt und wie Nährstoffe unterstützen können. Jetzt geht es daran, die Rahmenbedingungen für den Start ins alkoholfreie Leben zu schaffen – und das hinterher auch durchzuhalten.

Dem Alkohol entsagen: allein oder unter ärztlicher Aufsicht?

Bevor Sie den Alkohol stehen lassen, müssen Sie genau abwägen: Geht das allein – oder sollte besser ein Arzt an Ihrer Seite sein? Ein sogenannter kalter Entzug kann fürchterlich schiefgehen und Sie umbringen.

Es gibt sicherlich Menschen, die ohne medizinische Unterstützung dem Alkohol entsagen können. Ob Sie zu diesen gehören, können Sie nur mit Profis klären: Die Suchtberatung und der Hausarzt sind Ihre Anlaufstellen. Fällt die Entscheidung, dass Sie in den ersten Tagen ohne Alkohol besser ein Arzt begleitet, gibt es zwei Möglichkeiten: ambulant entgiften oder direkt in der Klinik. Wir kommen darauf gleich zurück. Weil es so wichtig ist, noch mal die eindringliche Warnung: Nehmen Sie diesen Aspekt bitte nicht auf die leichte Schulter. Jedes Jahr sterben Menschen im kalten Entzug. Sie alle meinten: „Ich pack das alleine."

Alkohol wirft unser Nervenbotenstoff-System komplett aus der Bahn. Während der ersten Tage kann so viel entgleisen, dass der Entzug ohne medizinische Begleitung lebensgefährlich wird. Überschießende Nervenbotenstoffe können Krampfanfälle verursachen, der Betroffene wird aus heiterem Himmel ohnmächtig, Stürze können schwere Kopfverletzungen nach sich ziehen. In dieser Phase sind schon viele Alkoholiker auch an Erbrochenem erstickt. Der Blutdruck kann durch die Decke schießen, der Blutzuckerspiegel auf ein lebensgefährliches Minimum fallen. Ob es für Sie so brenzlig werden kann, muss eine schonungslose Bestandsaufnahme klären.

Hier sind ein paar Kriterien, die Sie mit Ihrem Hausarzt und/oder mit der Suchtberatungsstelle diskutieren müssen. Seien Sie dabei bitte ehrlich. Ihrem Hausarzt können Sie vertrauen, die Suchtberatungsstelle auf Wunsch auch anonym konsultieren.

⇨ **Wie oft trinken Sie Alkohol?**
Je öfter und regelmäßiger Sie trinken, umso höher ist Ihr Risiko.

⇨ **Um welche Tageszeit trinken Sie das erste Mal?**
Je früher Sie beginnen, umso größer ist Ihr Risiko. Wenn Sie vielleicht sogar den ganzen Tag über immer einen bestimmten Alkoholpegel halten müssen, brauchen Sie auf jeden Fall medizinische Hilfe.

⇨ **Welchen Alkohol trinken Sie? Bier, Wein, Schnaps, Whisky (also harte Drinks)? Wie viel Alkohol trinken Sie?**
Je mehr Sie trinken und je mehr harte Sachen dabei sind (sprich: je mehr reinen Alkohol sie täglich konsumieren), umso höher ist Ihr Risiko.

⇨ **Gibt es Zeiträume, in denen Sie keinen Alkohol im Blut haben, ohne körperliche Symptome zu spüren?**
Wenn Sie manchmal mehrere Tage keinen Alkohol trinken (fünf Tage am Stück oder mehr), ohne dass die im nächsten Abschnitt beschriebenen Symptome auftreten, senkt das die Gefahr für Krampfanfälle. Je größer die Trink-Abstände, umso geringer das Risiko.

⇨ **Was für sichtbare Zeichen gibt es, wenn Sie mal keinen Alkohol trinken?**
Zittern Ihre Hände? Fangen Sie an zu schwitzen? Wird Ihnen übel? Bekommen Sie Kopfschmerzen, einen erhöhten Puls/Blutdruck (sofern Sie das wissen), wird Ihnen schwindelig? Das sind alles Warnsignale. Treten diese auf, gehören Sie in den ersten Tagen des Entzuges auf jeden Fall in die Hände von Ärzten.

⇨ **Haben Sie bereits einen Alkoholentzug hinter sich – oder sogar mehrere?**
Jeder Alkoholentzug steigert das Risiko, beim nächsten einen Krampfanfall zu erleiden. Haben Sie also bereits einen Entzug mit körperlichen Symptomen hinter sich, ist die Entgiftung in der Klinik ein Muss.

⇨ **Haben Sie andere Krankheiten wie Bluthochdruck, Diabetes oder Epilepsie?**
Dann gehören Sie auf jeden Fall in die Klinik, um aus dem Alkohol auszusteigen.

⇨ **Leiden Sie an schweren Depressionen und haben vielleicht in der Vergangenheit sogar schon Selbstmordgedanken gehabt?**
Stimmungslöcher nach dem Abschied vom Alkohol sind normal und in den Griff zu bekommen. Wenn Sie allerdings schon jetzt depressiv sind oder sogar früher mal an Selbstmord dachten, kann das eskalieren. Begeben Sie sich also für die ersten Tage ohne Alkohol in die Hände von Ärzten.

Natürlich können dies alles nur Hinweise und Ratschläge sein. Sprechen Sie bitte unbedingt mit Ihrem Arzt darüber. Er ist ohnehin derjenige, der Ihnen im Fall der Fälle eine Einweisung ins Krankenhaus ausstellen muss. Wenn Sie zu dem Schluss gekommen sind, dass Sie für die erste Zeit in ärztlichen Händen besser aufgehoben sind, trinken Sie bitte wie gewohnt weiter, bis es losgeht.

Das hört sich vielleicht merkwürdig an. Dennoch ist es der sicherere Weg.

Das Gespräch mit dem Hausarzt

Die erste Anlaufstelle sollte auf jeden Fall Ihr Hausarzt sein. Ja, das kostet Überwindung. Und ja, es fällt schwer, das erste Mal offen auszusprechen: „Ich habe ein Alkoholproblem und will davon weg." Machen Sie sich klar: Sie sind damit nicht allein und Ihr Arzt hat dies im Laufe seines Berufslebens schon viele Male gehört. Er wird Sie weder auslachen noch verurteilen oder die Augenbrauen runzeln.

Sie mögen daran jetzt ordentlich rumkauen, aber dieses Gespräch muss sein. Es hat einen weiteren positiven Effekt: Es zwingt Sie dazu, sich einzugestehen, ein Problem zu haben – und es offen auszusprechen. Möglicherweise zum ersten Mal überhaupt.

Ihr Hausarzt wird mit Ihnen abklopfen, wie stark die Abhängigkeit ist. Generell gibt es drei Optionen, wie es dann weitergeht: Er kommt zu dem Schluss, dass Sie ohne medizinische Hilfe aufhören können, er bietet Ihnen einen sogenannten ambulanten Entzug an – oder aber, er plädiert für eine Entgiftung in der Klinik.

Leider gibt es hin und wieder Berichte von Betroffenen, die von der Reaktion ihres Hausarztes enttäuscht waren – etwa, weil der Arzt das Problem herunterspielte, nicht ernst nahm oder den Patienten mit ein paar allgemeinen Ratschlägen („trinken Sie einfach weniger") abspeiste. Sogar hausärztliche Fachzeitschriften beklagen, dass sich noch zu viele Hausärzte nicht mit dem Thema Sucht auskennen und die Patienten nicht korrekt beraten würden. Die Gründe sind vielfältig und es würde zu weit führen, das hier zu beleuchten.

Ein Tipp aber dazu: Wenn Sie nicht das Gefühl haben, dass der Arztbesuch zufriedenstellend verlaufen ist (oder aber, Sie haben vielleicht nicht mal einen Hausarzt, auch das gibt es), dann wenden Sie sich an eine Suchtberatungsstelle. Weit über 1.000 davon gibt es im deutschsprachigen Raum. Auf dieser Website finden Sie garantiert auch eine in Ihrer Nähe: https://www.beratung.help/b/alkoholberatung. Bei der Suchtberatung können Sie meistens auch sehr kurzfristig einen Termin bekommen. Viele bieten eine erste Beratung auch telefonisch und anonym an.

Ja, ich weiß. Auch hier haben viele wieder eine riesige Schwellenangst. Machen Sie sich klar: Bei diesen Einrichtungen arbeiten speziell ausgebildete Menschen, die den ganzen Tag nichts anderes tun, als Süchtige zu beraten. Das sind Profis. Diese Suchtberater können Ihnen Ärzte in der Umgebung empfehlen, die sich mit der Betreuung von Alkoholikern auskennen. Die Suchtberatungsstelle kann Ihnen auch helfen, einen Platz für die Entgiftung zu bekommen – entweder ambulant oder stationär.

Möglichkeit ambulanter Entzug

Beim ambulanten Entzug bleiben Sie in Ihren eigenen vier Wänden, stehen aber in engem Kontakt mit Ihrem Arzt. Der Komfort der eigenen vier Wände ist aber auch eine Fußangel: Meldet sich der Drang nach Alkohol, ist dieser im Handumdrehen besorgt, die Rückfallgefahr noch während der Entgiftung ist hoch.

Der Arzt verschreibt Ihnen Medikamente, um eventuell auftretende körperliche Entzugserscheinungen auszuschalten oder zu lindern. Diese Medikamente haben allerdings zur Folge, dass Sie in dieser Zeit nicht Auto fahren dürfen. Daran sollten Sie sich auch unbedingt halten – Sie gefährden sonst sich und andere. Für einen ambulanten Entzug dürfen Sie nicht allein wohnen und müssen die Möglichkeit haben, sich für fünf bis acht Werktage täglich beim Arzt zu melden bzw. in die Praxis zu kommen. In der Regel wird der Hausarzt Sie für diese Zeit krankschreiben. Keine Angst, den Grund dafür erfährt Ihr Arbeitgeber nicht.

Möglichkeit Klinikentzug

Sind diese Voraussetzungen nicht gegeben oder befürchtet Ihr Hausarzt heftige körperliche Entzugssymptome, wird er Ihnen eine Entgiftung in der Klinik nahelegen. Dort sind Sie dann 24 Stunden am Tag unter medizinischer Aufsicht. Netz und doppelter Boden sozusagen. Wenn alles glattläuft, passiert gar nicht so sehr viel mehr als auch daheim. Sie erhalten Medikamente, die die Entzugssymptome lindern und die Sie schlafen lassen, Ihr Blutdruck und Blutzuckerspiegel werden kontrolliert.

Wenn Ihnen allein beim Gedanken an einen Klinikentzug die Schamröte ins Gesicht kriecht, machen Sie sich bitte klar: Es sind Klischees, die Sie kirre machen. In der Klinik sitzen nicht Verwahrloste mit ungewaschenen Unterhemden, mit denen Sie dann gefühlt in einem Topf stecken. Da sind Menschen wie Sie, Ihre Nachbarn oder Ihr Chef. Alkoholismus ist eine Volkskrankheit und kann jeden treffen. Er ist kein soziales Stigma oder wertet Sie ab. Schließen Sie diese Möglichkeit bitte nicht aus falschem Schamgefühl für sich aus.

Ob ambulant oder stationär: Die Entgiftung kümmert sich ausschließlich um den körperlichen Entzug vom Alkohol. Danach ist man aber noch längst nicht gesund. Man ist erst mal nur „clean", der Alltag kehrt wieder ein. Mit allen Fallen. Der Stress ist wieder da, die Sorgen, der Frust – oder auch das Gefühl, „sich das Glas doch nun verdient zu haben" – und schon geht das Spiel von vorn los.

Deshalb wird Betroffenen auch eine anschließende Behandlung empfohlen, die sich mehr um die sozialen Komponenten der Krankheit kümmert. Ziel ist es, den Betroffenen langfristig zu stabilisieren und beispielsweise mit ihm einzuüben, wie er auch ohne Alkohol schwierige Situationen meistern kann. Eine Langzeittherapie ist auch für alle Betroffenen gut, die psychologisch ein Päckchen zu tragen haben und vielleicht deshalb in den Alkohol gerutscht sind. Auch diese so genannte qualifizierte Langzeittherapie gibt es ambulant oder stationär. In der Regel dauert sie drei Monate.

Gemeinsam stärker: Selbsthilfegruppen

Für viele Menschen mit Alkoholproblemen sind Selbsthilfegruppen ein wichtiger Anker. Es tut einfach gut zu merken, dass man nicht allein ist, dass andere mit genau denselben Problemen zu kämpfen haben – und es hilft zu hören, wie andere damit umgehen.

Die bekanntesten Selbsthilfeorganisationen sind beispielsweise die Anonymen Alkoholiker, der Kreuzbund und die Guttempler. Daneben gibt es auch noch viele freie Gruppen. Ob eine Selbsthilfegruppe zu einem passt, kann man nicht aus der Ferne beurteilen. Man muss sehen, ob die jeweilige Philosophie (wie etwa das 12-Schritte-Programm der AA) zu einem passt. Genauso muss natürlich die Chemie mit den anderen Gruppenteilnehmern stimmen. Die Treffen sind meist ein- bis zweimal wöchentlich und dauern zwei bis drei Stunden.

Auch online gibt es mittlerweile gute Hilfe. Google findet da eine ganze Menge. Mal ist dort mehr los, mal weniger. Das Problem ist nur: Jedes Forum ist nur so gut wie die Mitglieder und vor allem die Moderation. Ich für meinen Teil war am Anfang ganz schön aufgeschmissen. Denn als Neuling nimmt man jede Antwort ja für bare Münze, die anderen wissen ja bestimmt mehr. Das kann aber auch schwer danebengehen.

Sicherlich findet man überall auch Perlen, aber der Schwachsinn steht oft genug gleich daneben. Die Qualität der Mitglieder und vor allem die Erfahrenheit der Moderatoren mit dem Thema Alkohol und Alkoholausstieg sind absolut spielentscheidend. Leider erkennt man das – gerade als Neuling – nicht sofort.

Die medizinischen Aspekte des Alkohols spielen in diesen Gruppen eine eher kleine bis keine Rolle. Ernährung und Nährstoffe gar nicht. Deshalb haben wir beschlossen für diese Aspekte ein eigenes Spezialforum unter www.alkohol-ade.com zu schaffen. Dort können Sie auch unter Pseudonym anonym fragen und diskutieren. Außerdem finden Sie dort immer wieder aktuelle Meldungen.

Den Königsweg gibt es leider nicht

Eine garantierte Methode zum Alkoholausstieg gibt es nicht. Psychotherapie oder Selbsthilfegruppen wie etwa die Anonymen Alkoholiker gelten zwar noch immer als Goldstandard – erstaunlicherweise aber haben sie rein statistisch betrachtet nur wenig mehr Erfolg, als wenn sich ein Betroffener allein vom Alkohol verabschiedet. So lautet jedenfalls das Ergebnis der sogenannten NESARC-Studie.

Über 43.000 US-Amerikaner wurden befragt, 4.500 davon waren zu irgendeinem Zeitpunkt ihres Lebens Alkoholiker gewesen. Drei Viertel davon haben sich nie einer Behandlung unterzogen. Weder sind sie zur Psychotherapie noch in eine Selbsthilfegruppe gegangen.

Dabei waren es keine finanziellen Gründe, sich nicht behandeln zu lassen, fand die Studie heraus. Vielmehr spielte Scham eine Rolle. Auch waren die Betroffenen davon ausgegangen, dass die Behandlung ihnen eh nicht helfen würde. Erstaunliche Erkenntnis der Studie: Drei von vier Ex-Trinkern kamen vom Alkohol los, obwohl sie weder eine Behandlung in der Klinik hatten noch eine Selbsthilfegruppe besuchten.

Nun könnte man aus diesen Zahlen schließen, die gängigen Behandlungsmethoden wie Psychotherapie und Selbsthilfegruppen wären nutzlos. Das ist aber falsch. Genauso gut kann es sein, dass sie nur bestimmten Menschen helfen. Also denjenigen, für die diese Art der Therapie genau passt. Und die vielleicht ohne sie den Ausstieg nie geschafft hätten. Ob das auch bei Ihnen der Fall ist, müssen Sie selbst herausfinden.

Die Schimäre des „kontrollierten Trinkens“

Ihr Abschied vom Alkohol klappt nur, wenn Sie ihn wirklich komplett stehen lassen. Was nicht funktioniert, ist das sogenannte „kontrollierte Trinken“. Die Idee dahinter ist, den Alkoholkonsum zu reduzieren. Auch wenn es reichlich Internetseiten und Bücher gibt, die dieses propagieren – das geht in die Hose. Und nein: Auch Sie sind nicht der berühmte eine, einzige Fall, bei dem es doch klappt. Den Floh setzt Ihnen Ihr Suchtgedächtnis ins Ohr. Es mag die Vorstellung überhaupt nicht, zukünftig ohne Rausch auszukommen.

Man muss nicht lange drüber nachdenken, warum kontrolliertes Trinken Unsinn ist. Ständig reizt man damit wieder das Suchtgedächtnis. Oder, um das Bild von weiter vorn im Buch wieder aufzunehmen: Man weckt den Goliath Alkohol und lässt ihn aus seiner Höhle stürzen. Dann brechen wieder alle Dämme. Machen Sie sich klar: Hauptkriterium für Alkoholismus ist der Kontrollverlust. Wer einmal das Glas am Hals hat, kann sich nicht bremsen. Bis zum Rausch. Das wird auch Ihnen so gehen. Persönlich halte ich das Konzept des kontrollierten Trinkens für nichts anderes als eine gigantische Ausrede. Geschaffen für Leute, die eigentlich nicht wirklich aufhören wollen. Ein bisschen schwanger geht halt nicht.

Zum Sinn und Unsinn des kontrollierten Trinkens eine Geschichte: Die von Audrey Kishline. Sie war Gründerin des „Moderation Management", einer amerikanischen Selbsthilfeorganisation, die sich das kontrollierte Trinken auf die Fahnen geschrieben hat. Kishline war selbst Alkoholikerin, haderte aber damit, sich so zu bezeichnen. Es „degradiere sie", meinte sie.

Sie konnte und wollte den Alkohol nicht ganz sein lassen und erschuf 1994 diese Bewegung. Im Jahr 2000 wurde sie sturzbetrunken zum Geisterfahrer, knallte auf der Autobahn mit einem entgegenkommenden Fahrzeug zusammen und tötete ein zwölfjähriges Mädchen und ihren Vater. Dafür wanderte sie ins Gefängnis.

In einem Fernsehinterview sechs Jahre später gab sie offen zu, die Idee kontrolliert trinken zu können, sei wohl tatsächlich eher der Wunsch einer Alkoholsüchtigen gewesen. 2014 beging sie Selbstmord.

Der Einstieg in den Ausstieg

Irgendwann steht er vor der Tür: der erste Tag daheim ohne Alkohol. Ob Sie vorher zur Sicherheit in einer Klinik waren oder ob Sie mit Ihrem Hausarzt zu dem Schluss gekommen sind, dies sei nicht erforderlich – der Tag eins will geplant sein. Sie erhöhen Sie Ihre Durchhalte-Chancen deutlich.

Fakt ist: Sie wollen keinen Alkohol mehr trinken. Das sagt Ihr Verstand. Leider gibt es da noch den Goliath Ihres Suchtgedächtnisses, der Ihnen immer wieder in die Quere kommen kann. Der Trick besteht darin, vor allem am Anfang alles zu vermeiden, was ihn reizen könnte. Trotzdem wird er sich hin und wieder melden.

Weinhexe und Wodka-Kobold

Mit einem relativ einfachen Trick legen Sie den Goliath Ihres Suchtgedächtnisses genial aufs Kreuz. Spalten Sie den Schrei nach Alkohol gedanklich von sich ab. Das geht beispielsweise, indem Sie ihm einen Namen geben. Personifizieren Sie ihn. Sie können bei Goliath bleiben, klar.

Schön sind aber auch die Weinhexe, der Wodka-Kobold oder der Bier-Troll – Sie entscheiden, was da am besten passt. Aber eine fiese Negativfigur muss es sein. Wenn Sie mögen, geben Sie der Figur auch ein Gesicht: Stellen Sie sich vor, wie dieses widerliche Geschöpf aussehen mag, das Sie immer wieder zum Alkohol verführen will.

Überfällt Sie dann irgendwann der Gedanke „jetzt einen Schluck", beschimpfen Sie Ihre Antipathiefigur dafür. Der Trick: Sie bekämpfen damit nicht sich selbst („ich will jetzt was trinken"), sondern wehren sich gegen einen Dritten. Damit kommt unser Gehirn wesentlich besser klar, als wenn man es gegen sich selbst in die Schlacht schickt. Das kann es nicht. Wir können uns nicht selbst bekämpfen. Andere aber schon.

Machen Sie sich bewusst: Eigentlich ist der Wunsch nach Alkohol ja letztlich nur Ihr Belohnungszentrum aus dem Urzeitgedächtnis, das sich meldet. Sie können jetzt auch Ihren Verstand dagegen in den Ring schicken nach dem Motto: „Wer hat denn hier nun das Kommando? Der Neandertaler in mir doch bestimmt nicht!", das kann auch klappen. Sie können sich immer wieder vor Augen halten, dass es nicht Sie sind, dass es nicht Ihre Psyche ist, die nach Alkohol ruft, sondern nur ein fehltrainiertes Belohnungszentrum, gepaart mit Amok laufenden Nervenbotenstoffen.

Das geht in vielen Situationen sicherlich gut. Je nachdem, wie rational Sie veranlagt sind, trägt Sie diese medizinische Betrachtungsweise auch durch schwierige Momente. Unterschätzen Sie aber Ihr Suchtgedächtnis nicht. Das kann Ihnen aus dem Nichts mit der Wucht eines D-Zuges entgegenknallen. Dann gegen die Weinhexe oder der Gin-Zombie zu kämpfen, mobilisiert Instinkte. Gegen Feinde zu kämpfen gehört zu unserer Grundausstattung. Sie verlagern den Kampf dorthin, wo er hingehört: ins Urzeitgehirn.

Verteidigung, Überleben und Arterhalt sind seine Domäne. Mit diesem Trick schicken Sie zwei Instinkte gegeneinander ins Rennen: der Wunsch nach Belohnung und Wonne (also das Suchtgedächtnis) und den Selbsterhaltungs- und Verteidigungstrieb.

Nebenbei: Das ist auch genau der Grund, warum einige Alkoholiker erst ganz tief fallen müssen, bevor sie dann die Finger vom Glas lassen können. Die existenzielle Bedrohung, die Gefahr für Leib und Leben lässt das Urzeitgedächtnis anspringen. Es kapiert: Jetzt muss Schluss sein, das ist wichtiger als das Belohnungsgefühl durch die Droge Alkohol. Je konkreter Sie diese Alkohol-Antipathiefigur für sich ausgestalten (Name, Gestalt, vielleicht sogar eine Stimme etc.), umso besser. Wenn Sie allein sind, hindert Sie auch niemand daran, nach dieser Figur einen Stift zu werfen oder sie anders zu verscheuchen. Auch lautes Pöbeln ist eine feine Methode. Ihr Gehirn nimmt Ihre Verteidigungsbewegungen oder Ihre Stimme durchaus wahr – Sie verstärken damit Ihre Abwehrhaltung.

Klingt alles seltsam? Kann sein. Funktioniert aber.

Sobald Sie es geschafft haben, den Wunsch nach Alkohol von sich abzuspalten, bekommen Sie ihn wesentlich leichter in den Griff. Einen inneren Schweinehund zu besiegen ist fast unmöglich. Warum? Weil er eben innen sitzt, also zu uns gehört. Wir können uns nicht selbst bekämpfen. Vor einem äußeren Schweinehund fürchtet sich keiner. Logisch. Ein Fußtritt jagt ihn zum Teufel. Meldet sich also in Zukunft der Wodka-Kobold oder der Bier-Troll, beschimpfen Sie ihn auf das Übelste, werfen Sie ihn gedanklich aus der Tür, beleidigen Sie ihn, verhöhnen ihn („ich bin stärker als du"), meinetwegen verprügeln Sie ihn für all das, was er Ihnen in der Vergangenheit so angetan hat.

Wählen Sie einen guten Zeitpunkt

Idealerweise haben Sie die ersten drei oder besser vier alkoholfreien Tage daheim für sich. Sprich: Sie müssen nicht arbeiten gehen, es stehen keine Familienfeiern an oder Ähnliches. Vielleicht nehmen Sie sich einen

Donnerstag und einen Freitag frei, Samstag und Sonntag dazu – und schon haben Sie sich eine hübsche Zeitnische geschaffen. Ein Wort an die Selbstständigen: Ja, ich weiß. Wir denken immer, wenn wir mal 72 Stunden nicht am Schreibtisch sitzen, bricht die Welt zusammen. Tut sie aber nicht. Wenn Sie sich eine fette Grippe einfangen, die Sie mit 40 Grad Fieber ins Bett zwingt, halten Sie ja auch mal die Füße still.

Die gewonnenen freien Tage bieten Ihnen die Chance, sich ganz auf sich zu konzentrieren. Sie können besser in sich hineinhorchen – und Sie vermeiden Stress-Situationen, beispielsweise auf der Arbeit, und kommen abends auch nicht erschöpft heim. Trigger-Situationen vermeiden, den Goliath nicht reizen heißt das Zauberwort.

An diesen vier Tagen meiden Sie auch Freizeitsituationen, in denen Sie sonst Alkohol getrunken haben. Der Kegelabend ist genauso tabu wie das Barbecue oder der Club-Besuch am Abend. Probieren Sie es bitte gar nicht erst. Die Gefahr, schwach zu werden, ist zu diesem Zeitpunkt einfach viel zu groß, Sie fordern den Teufel zum Tanz auf.

Sich vier Tage mal ausklinken und das konsequent. Klingt doch wie ein Plan. Ist auch einer. Aber ein unvollständiger. Denn so gut und richtig er ist, birgt er auch eine Gefahr: die der Langeweile. Langeweile und Leere sind für viele genauso ein Trink-Trigger wie Stress und Anspannung.

Deshalb heißt es, die vier Tage schon von vornherein gut zu planen. Nicht bis zur letzten Minute vollstopfen, das ist nicht gemeint. Machen Sie sich eine Liste mit Aktivitäten, die Sie unternehmen könnten. Leichte körperliche Betätigung darf auch gerne dabei sein: ein wenig Gartenarbeit, aufräumen, putzen, irgendwas werkeln. Ein Spaziergang oder eine kleine Fahrradtour ist auch prima – die Route legen Sie aber bitte vorher fest und die macht einen ganz großen Bogen um die Orte, an denen Sie früher Alkohol gekauft oder getrunken haben.

Auch für daheim braucht es natürlich entspannende Beschäftigung. Suchen Sie sich ein paar schöne Filme zusammen, Bücher, Musik. Tipp: Es gibt eine ganze Reihe sehr guter und durchaus sehr kurzweilig geschriebener Bücher zum Thema Alkohol. Mein absoluter Favorit: „Vom unerwarteten Vergnügen, nüchtern zu sein.“ Eine englische Journalistin schreibt über ihren Weg aus dem Alkohol. Brillant, hart – aber teilweise trotzdem zum Niederknien komisch. Ich für meinen Teil habe mich so oft wiedererkennen. Von dieser Art gibt es einige sehr lesenswerte Bücher.

Buchtipps finden Sie unter www.alkohol-ade.com/buchtipps. Auf YouTube gibt es sehr gute Filme zum Thema. Unterhaltung über Doku bis Talkshows. Sie werden staunen, wie oft Sie sich wiedererkennen und wie viele Menschen genau dieselben Probleme haben wie Sie. Wir haben eine Auswahl sehenswerter Videos zusammengestellt: www.alkohol-ade.com/videos

Das ist Motivation pur – und für die ersten Tage wirklich ein schönes Zusatzprogramm.

Machen Sie Ihre Wohnung zu einer alkoholfreien Zone

Abschied vom Alkohol bedeutet auch, dass Sie diesen mit Nachdruck aus der Tür komplimentieren. Beziehungsweise in den Ausguss kippen. Konkret: Machen Sie Ihre eigenen vier Wände zur alkoholfreien Zone – und zwar konsequent.

Denken Sie auch über eventuelle Geheimverstecke nach – raus aus dem Haus damit. Der Küchenwein, das hochprozentige Mitbringsel der letzten Gäste, das Sie eigentlich scheußlich finden (in der Not frisst der Teufel bekanntlich Fliegen!), und ja: auch die edlen Tropfen „für den besonderen Anlass“. Weg damit. Wegschütten oder verschenken. Und nein: Die sind nicht zu schade und werden aufgehoben „für später, wenn man dann vielleicht wieder mal was trinken kann“. Sie belügen sich nur selbst und schließen schon Ihre Hintertür sperrangelweit auf.

Ein Tipp für später: Partys zu Hause sind ein Problem. Wenn der Alkohol fließt, ist es ohnehin schwer, „Nein“ zu sagen. Noch übler ist allerdings die Versuchung am nächsten Tag. So viele Flaschen mit Resten drin. Niemand würde merken, wenn sie auf einmal ganz leer wären. Und dann erst die vollen Flaschen ... Eine Riesenfalle, glauben Sie mir. Besser, Sie lassen das Feiern gerade daheim in der ersten Zeit komplett sein. Wenn es gar nicht anders geht: Bitten Sie Ihre Gäste, mitgebrachten Alkohol nach der Feier wieder mitzunehmen. Egal, ob die Flasche angebrochen ist oder nicht. Wenn der letzte Gast aus der Tür ist, darf kein Tropfen mehr in Ihrer Wohnung sein.

Modeln Sie Ihre Wohnung um

Sie haben es weiter vorne schon gelesen: Unser Suchtgedächtnis hat Alkohol sehr häufig nicht nur mit Geschmäckern, sondern auch mit Orten verknüpft. „Kneipe? Ein Drink bitte!“ Das ist fest einprogrammiert. Nun kann man die Stolpersteine Pubs und Restaurants anfangs auch meiden. Schwerer wird es da mit der eigenen Wohnung, in der Sie sicherlich auch nicht gerade selten getrunken haben. Deshalb: Verändern Sie dort etwas. Stellen Sie Möbel um, streichen Sie ein paar Wände mit anderen Farben, hängen Bilder um, wechseln vielleicht die Vorhänge. Damit tricksen Sie Ihr Suchtgedächtnis aus. Es erkennt seine gewohnte Trink-Umgebung nicht mehr wieder. Zusatz-Plus: Sie haben etwas zu tun. Langeweile daheim ist eine zweite böse Rückfall-Falle.

Machen Sie Ihren Partner zu Ihrem Verbündeten

Ihr Partner oder Ihre Partnerin muss unbedingt mit ins Boot. Wenn er oder sie abends mit einem Glas Alkohol auf dem Sofa sitzt – um wie viel wetten wir, dass auch Sie sich eines einschenken? Machen Sie Ihren Partner zum Verbündeten. Das bedeutet auch (vielleicht zum ersten Mal überhaupt), offen auszusprechen, dass Sie ein Problem mit dem Alkohol haben.

Gehen Sie bitte fest davon aus, dass Ihr Partner oder Ihre Partnerin das sowieso schon weiß. Sie denken nur, das wäre niemandem aufgefallen. Sehr wahrscheinlich werden Sie statt schiefer Blicke einen Seufzer der Erleichterung ernten. Bitten Sie Ihre Partnerin oder Ihren Partner, daheim bis auf Weiteres auf Alkohol zu verzichten. Ihnen zuliebe.

Natürlich kann das Thema heikel sein. Nämlich dann, wenn der Partner oder die Partnerin nicht mitzieht und darauf besteht, abends auf dem Sofa den gewohnten Drink zu nehmen. Vielleicht sogar, weil er oder sie selbst ein uneingestandenes Problem hat. Alle möglichen Szenarien hier jetzt durchzuspielen, würde den Rahmen des Buches sprengen. Wenn es hier bei Ihnen hakt, tauschen Sie sich online in unserem Forum unter www.alkohol-ade.com/community mit anderen Betroffenen aus. Sie sind mit Ihrem Problem nicht allein.

Stopfen Sie den Kühlschrank voll

In den ersten Tagen ohne Alkohol machen Sie einen großen Bogen um Supermärkte. Die Spirituosenabteilung ist ein Hochleistungsmagnet. Geben Sie der Versuchung keine Chance - Vorratshaltung ist angesagt. Kaufen Sie ein, was Ihnen wirklich schmeckt. Ja, das dürfen auch Chips, Schokolade und Co sein. Nehmen Sie bitte sogar unbedingt Süßigkeiten mit, Schokolade, Eis, Gummibärchen - egal. In den ersten Tagen steht erst mal alles unter dem Motto alkoholfrei. Es kann sein, dass Ihnen der Blutzuckerspiegel in den ersten Tagen zu schaffen macht und nach unten durchsackt. Dann sollten Sie was zu naschen im Haus haben. Sonst verwechseln Sie den Stress eines zu niedrigen Blutzuckerspiegels mit dem Drang nach Alkohol.

Also: Alles aufs Band, was das Herz begehrt. Denken Sie bitte auch an gute Hauptmahlzeiten. Wenn Sie schon wissen, dass Ihnen nicht nach kochen zu Mute sein wird - behelfen Sie sich mit Tiefkühl-Fertigessen oder Konserven. Wie gesagt: Die ersten Tage stehen ganz im Zeichen, keinen Alkohol zu trinken. Alles andere ist zweitrangig, um die gesunde Ernährung kümmern wir uns später.

Nicht nur ausreichend Lebensmittel müssen ins Haus, sondern auch Getränke. Der Getränkemarkt ist schlimmer als die Spirituosenabteilung im Lebensmittelgeschäft. Meiden Sie ihn. Sorgen Sie dafür, sprudelndes Mineralwasser im Haus zu haben. Der Grund: Wenn der Gedanke an Alkohol zu laut wird, ist ein Liter Wasser auf ex ein wahres Wundermittel, kein Witz. Aber sprudeln muss es.

Einer darf tatsächlich noch mal vor dem Tag eins so richtig volltanken: Ihr Auto. Auch eine Tankstelle ist ein Ort der Verlockung. Mal ehrlich: Wie oft haben Sie sich dort schon versorgt? Eben. Einmal volltanken, bitte. Dann müssen Sie in den ersten Tagen da gar nicht mehr hin.

Sollten Sie entschieden haben, Ihren Stoffwechsel mit Nährstoffen zu unterstützen: Sorgen Sie dafür, dass wirklich alle komplett im Haus sind. Mir persönlich haben sie gerade die erste Zeit unglaublich erleichtert, aber nur im Gesamtpaket.

Tipps für den alkoholfreien Alltag

Sind die ersten Tage erfolgreich um, klopfen Sie sich erst mal kräftig auf die Schulter. Gut gemacht! Dann allerdings kommt irgendwann der Alltag, den es ohne Alkohol zu bestehen gilt. Aber keine Sorge: Auch hier gibt es viele Tipps, die es Ihnen deutlich erleichtern werden, die Finger vom Glas zu lassen. Treffen Sie diese Vorsichtsmaßnahmen bitte unbedingt, auch wenn Sie meinen, dass Sie das alles gar nicht bräuchten.

Auch wenn Sie sich sicher sind, es ganz bestimmt zu schaffen: Es gäbe nicht die hohen Rückfallquoten, wenn das alles so einfach wäre. Und nein, Sie sind nicht die eine berühmte Ausnahme. Sie haben schon festgestellt, wie viele Verhaltensmuster Sie mit anderen Alkoholikern teilen. Vom Bullshit-Bingo bis zu Geheimvorräten. Da dachten Sie bislang auch, das ginge nur Ihnen so. Beim Ausstieg ist das nichts anderes.

Die Versuchung kommt. Mal schleicht sie sich auf leisen Sohlen an – dann wieder donnert der Wunsch zu trinken wie ein Tsunami über Sie hinweg. Ihr Suchtgedächtnis ist stark und um Ausreden nie verlegen, warum „ein Glas jetzt schön wäre“.

Hinzu kommt noch der enorme Sozialdruck. Immerhin ist Alkohol die einzige Droge, bei der man sich verteidigen muss, wenn man sie nicht zu sich nimmt. Auch wenn Sie sich noch so sicher sind: Nehmen Sie sich bitte die Zeit und lesen Sie auch das folgende Kapitel.

Kein Leistungssport, keine Diät!

Sie haben innerlich die Ärmel hochgerollt und wollen ohne Alkohol gesünder und besser leben. Sehr gut. Aber bitte: Als Ziel für die erste Zeit reicht das völlig aus. Denken Sie gar nicht erst drüber nach, gleichzeitig kräftig abspecken zu wollen oder nach Jahren der Untätigkeit mit intensivem Sport zu beginnen. Sie können Ihr Leben nicht an einem Tag komplett umkrempeln. Das geht garantiert schief und muss noch eine Zeit warten.

Es ist viel, die Finger vom Alkohol zu lassen. Darauf konzentrieren Sie sich, da gehört Ihre gesamte Kraft rein. Ihr Körper ist überhaupt nicht in der Lage, jetzt gleich in den Diätmodus zu schalten (der immer auch noch zusätzlichen Stress für den Stoffwechsel bedeutet) oder sportliche Höchstleistungen zu liefern. Alles, was Sie erreichen, ist Frust.

Beim Sport fehlt die Puste, die Muskeln schmerzen, die Waage bewegt sich keinen Millimeter. Dann läuft folgende Gedankenkette ab: „Klappt alles nicht, alles Mist." Dingdong, sofort klingelt Ihr Urzeitgedächtnis und flüstert: „Ich weiß, was gegen den Frust prima hilft. Bringt doch eh alles nichts, siehst Du ja ...." Lassen Sie es also bitte bleiben. Keine Diäten, kein Leistungssport. Es steht in Großbuchstaben an der Wand, was dann passiert.

Durchforsten Sie Ihren Terminkalender

In der ersten Zeit sollten Sie Situationen meiden, in denen klassischerweise getrunken wird. Kegelabend, Hochzeit und Betriebsfeier sagen Sie nach Möglichkeit ab. Das ist ja nicht für alle Ewigkeit so, nur so lange, bis Sie auf etwas sichereren Füßen stehen. Gibt es aber doch unvermeidbare Termine, auf denen getrunken wird, brauchen Sie eine klare Strategie, den Tag/Abend durchzustehen. Ein wenig später mehr dazu, wie Sie sich in trinkender Gesellschaft am besten verhalten.

Nehmen Sie Ihren Freundeskreis unter die Lupe

So hart es klingt, aber Sie sollten auch Ihren Freundeskreis unter die Lupe nehmen. Wie viele Menschen befinden sich darunter, mit denen Sie sich eigentlich nur treffen, um einen Anlass zum Trinken zu haben? Wie viele von denen haben vielleicht sogar selbst ein Alkoholproblem? Diese Menschen sind Ihre zukünftigen Stolpersteine. Faustregel: Je mehr Probleme jemand mit dem Alkohol hat, umso mehr Druck wird er auf andere ausüben, ebenfalls zu trinken. Er rechtfertigt damit seinen eigenen Suff.

Wirkliche Freunde werden Sie ermuntern, loben und unterstützen. Saufkumpel tun genau das Gegenteil. Sortieren Sie sie bitte aus – oder halten Sie sie sehr weit auf Abstand, vor allem am Anfang.

Motivation für schwache Minuten

Sie werden kommen, so sicher wie das Amen in der Kirche: die Gedanken an Alkohol. Dann ist es gut, ein paar anfassbare Motivationshilfen bei der Hand zu haben – zusätzlich zum Kopfkino „David gegen Goliath." Ich für meinen Teil fand es beispielsweise höchst motivierend, ein Selfie vom Tag 0 zu betrachten. Müde Augen, aufgequollenes Gesicht, ausdruckslose Mimik. Danke, nein, danke. So möchte ich nicht wieder aussehen.

Schießen Sie auch ein Selfie. Irgendwo in den Tiefen Ihres Handys gut abgelegt haben Sie Ihr abschreckendes Beispiel immer bei sich. Dort speichern Sie auch bitte noch etwas ab: Schreiben Sie sich auf, warum Sie keinen Alkohol mehr trinken möchten. Das lesen ja nur Sie.

Wählen Sie also auch eine Sprache, die in Ihrem Gehirn ankommt. Also nicht: „Es ist der Gesundheit abträglich, Alkohol zu trinken", sondern: „Ich will morgens keine Kopfschmerzen mehr haben" oder „ich will endlich wieder ruhig schlafen" oder „ich will keine Filmrisse mehr" oder „ich will mich besoffen nicht mehr lächerlich machen". So was in der Art.

Autsch? Ach was. Das lesen ja nur Sie. Sie wissen am besten, was Sie am Trinken am meisten nervt. Also schreiben Sie es auch genauso auf. Denken Sie aber bitte an eines: Die Gründe sollten bei Ihnen liegen. Sie müssen aufhören wollen. Für sich. Für Partner, Kinder oder Freunde trocken zu werden funktioniert auf Dauer nicht. Dieser Grund ist für Ihr Urzeitgedächtnis nicht stark genug. Da zählt man nur selbst. Genau deshalb kann man auch keinem Alkoholiker helfen, der nicht selbst aufhören will.

Lassen Sie sich Zeit, um diese Notizen zu verfassen. Denken Sie gut nach und tippen Sie alles ein. Natürlich tut es auch ein guter alter Zettel, den Sie dann aber bitte immer bei sich tragen, im Geldbeutel beispielsweise. Diese vielen guten Gründe, nicht mehr zu trinken, die lesen Sie sich immer dann durch, wenn sich der Wunsch nach Alkohol meldet. Notfalls gerne auch mehrmals und wenn Sie allein sind, sogar laut. Das Hören der Stimme hilft dem Gehirn wirklich, das Ganze noch mal intensiver aufzunehmen und zu verarbeiten.

Entlarven Sie Ihre Trinkfallen

Seien wir doch ehrlich: Eigentlich wissen Sie ziemlich genau, in welchen Situationen Sie zur Flasche greifen, sogar die Uhrzeit ist doch meist dieselbe. Bei mir war es immer am späteren Nachmittag, gepaart mit körperlicher und geistiger Erschöpfung. Alles schrie nach Entspannung.

Auch Sie werden Ihre typischen Trinkmuster wahrscheinlich kennen. Wenn nicht, fangen Sie mal an, darüber nachzudenken. Ich bin sicher, Sie finden sehr schnell Regelmäßigkeiten heraus. Tipp: Nehmen Sie wieder einen Zettel und einen Stift und schreiben Sie das auf. Kann ja kurz und knapp sein, eine Tabelle reicht auch. Sie brauchen genau für diese Uhrzeiten, Umstände, Gelegenheiten eine klare Alternativstrategie. Stecken Sie erst mal in der Situation drin, wird es brenzlig. Besser ist der klare Plan, wie es anders laufen könnte. Sie brauchen im Prinzip für all Ihre kritischen Momente einen Alternativplan. Am einfachsten ist es natürlich, auslösende Situationen zu vermeiden, wie etwa bestimmte Orte, Kneipen oder dergleichen.

Schwieriger ist es, wenn Sie aus Langeweile trinken, beispielsweise abends oder am Wochenende. Langeweile meint: Weil, Sie sich leer und unausgefüllt fühlen. Machen Sie sich einen Plan, was an die Stelle des Alkohols treten kann. Ein Hobby, ein Buch, ein Film – die Liste der Möglichkeiten ist lang. Sie können sich auch bei einem Hausputz oder beim Aufräumen der Garage austoben. Immer eine gute Idee. Und hinterher können Sie sich noch über das Ergebnis freuen.

Tipp für Geschäftsreisende

Kennen Sie das? Abends allein im Hotelzimmer nach einem stressigen Arbeits- und Reisetag. Sie spüren eine Mischung aus Kaputtheit und Langeweile. Die Minibar brummt leise und verlockend, Sie müssen noch Zeit bis zum Schlafen totschlagen. Der weitere Verlauf des Abends ist vorgezeichnet. Vorschlag: Lassen Sie bereits bei der Zimmerreservierung die Minibar räumen. Sie kommen also auf Ihr Zimmer und sie ist leer.

Diesen Service bieten alle Hotels an, peinlich muss Ihnen das überhaupt nicht sein, warum auch? Immerhin liegen da ja auch meist hochkalorische Snacks drin. Kann ja auch sein, Sie machen Diät. Und überhaupt: Niemand muss sich rechtfertigen. Sie müssen ja keinen Grund für Ihren Wunsch angeben.

Umgang mit Höhen und Tiefen

Das Herrliche am Alkoholverzicht: Man spürt seine Gefühle wieder. Das Blöde am Alkoholverzicht: Man spürt seine Gefühle wieder. Zu den größten Herausforderungen gehört es, nicht mehr aus Frust oder emotionalem Stress zu trinken, also solche Gefühle und Situationen auszuhalten, ohne den dämpfenden Alkohol draufzukippen. Am Anfang kann das sogar ziemlich dicke kommen: Nicht wenige Menschen sind gerade durch Alkohol in Probleme geraten, etwa finanziell, in der Partnerschaft oder beruflich – oder gar alles auf einmal.

Der Alkohol tauchte die Probleme in sanftes Rosa. Fällt er weg, knallt dem Betroffenen ein dicker Berg vor die Füße. Alle Baustellen quasi auf einmal auszuhalten und abzuarbeiten, ohne aus lauter Frust doch wieder zum Glas zu greifen, das ist dann schon eine ziemliche Hausnummer. Für genau solche schwierigen Situationen sind dann beispielsweise Selbsthilfegruppen ideal. Ob real oder online ist fast egal.

Wenn Sie in einer solch schwierigen Situation stecken, machen Sie sich klar: Sie sind nicht allein. Der Alkohol ist die Ursache Ihrer Probleme – nicht die Lösung. Wenn Sie es schaffen, unter solch enormem Druck standhaft zu bleiben, und beginnen, Ihre Sachen zu regeln, werden Sie schon bald sehr stolz darauf sein. Das gibt emotionalen Auftrieb, das ist eine Belohnung, so empfindet es unser Gehirn. Mit jedem Schritt raus aus den Problemen dreht sich eine Aufwärtsspirale.

Übrigens: Das gilt nicht nur für negative Gefühle. Der blöde Alkohol hat Ihnen ja auch vorgegaukelt, dass auch schöne Momente mit einem Drink noch viel grandioser werden. Deshalb musste ich ja auch unbedingt ein Glas Rotwein im überwältigenden Abendrot von Santorin fotografieren. Erinnern Sie sich? Hatte ich am Anfang des Buches mal erzählt. Glauben Sie mir: Schon nach kurzer Zeit sind schöne Momente auch ohne Alkohol schön.

Nein: Noch viel schöner.

Wenden Sie die „Split-Screen-Technik“ an

Sehr hilfreich ist auch ein weiterer Gedankentrick: die „Split-Screen-Technik“. In einer Situation, in der Sie der Wunsch nach Alkohol anspringt, halten Sie inne und stellen sich zwei Szenarien vor: Wie läuft der Tag oder der Abend weiter, wenn ich jetzt etwas trinke – und wie, wenn nicht.

Denn sind wir mal ehrlich: Getrunken haben Sie in Ihrem Leben genug, um das ganz genau zu wissen. Beispiel-Szenario eins (der weitere Abend mit Alkohol) läuft ab wie folgt: *„Dem ersten (fast schon heruntergestürzten) Glas folgt rasch ein zweites, drittes (das Ding mit „nur ein Glas“ ist eh der größte Selbstbetrug und klappt nie), ich fange an, mehr zu reden, drehe auf … irgendwann falle ich dann völlig blau ins Bett und weiß hoffentlich morgen noch, wie ich da überhaupt hingekommen bin. Nachts um drei geht dann das Herzrasen los, die Nacht ist für die Tonne, morgen früh ist mir übel …“* Sie selbst wissen am besten, wie Ihre Trinktage und Trinkabende abgelaufen sind.

Dann stellen Sie sich vor, wie der Tag oder der Abend ohne Alkohol weiterläuft. Also: *„Ich plaudere mit dem und dem, werde irgendwann müde, gehe ins Bett, schlafe gut und wache morgen erfrischt auf ...“* Ein echter Motivationsschub, so ein Gedankenspiel, oder?

Rufen Sie einen Vertrauten an

Weihen Sie mindestens ein oder zwei Menschen offen und ehrlich in Ihr Vorhaben ein. Ja, Sie werden denen dann auch sagen müssen, dass Sie ein Alkoholproblem haben – jetzt aber davon wegwollen und deshalb deren Unterstützung brauchen. Machen Sie mit diesen Vertrauten ab, dass Sie sie jederzeit anrufen können. Jederzeit meint wirklich: jederzeit. Haben Sie die Telefonnummern dieser Vertrauten immer sofort griffbereit. Es sind Ihre Notfallnummern.

Verabreden Sie mit den Vertrauten, dass – wenn Sie sie anrufen – diese sie dann aus dem Trinkwunsch rausquatschen sollen. Munitionieren Sie Ihre Vertrauten mit Argumenten. Geben Sie ihnen am besten auch Ihre Notizen mit den Gründen, warum Sie persönlich nicht mehr trinken wollen – Ihre Helfer sollen Ihnen diesen Zettel notfalls vorlesen und die Gründe mit Ihnen nochmals besprechen. Sollten Sie sich entschließen, eine Selbsthilfegruppe zu besuchen, sind deren Mitglieder perfekt für diese Rolle geeignet.

Heute das erste Glas stehen lassen

Die Anonymen Alkoholiker sagen: „Ich lasse heute das erste Glas stehen“ und wünschen sich trockene 24 Stunden. Das ist unglaublich clever und hilft enorm. Ein Tag, das ist ein überschaubarer Zeitrahmen. Heute das erste Glas stehen zu lassen ist ein Vorhaben, das man leicht in die Tat umsetzen kann. Viel leichter jedenfalls als sich zu sagen: „Ich darf nie wieder Alkohol trinken.“

Da läuft so ein geübtes Trinker-Hirn schon mal Sturm gegen, gaukelt ein ewiges Jammertal vor. Sie glauben gar nicht, wie clever unser Suchtgedächtnis ist, um wieder an seinen Stoff zu kommen. Deshalb: Beruhigen

Sie es. Sagen Sie ihm: Nur heute. Nur jetzt. Und nur das erste Glas. Das klappt viel besser. Starrt Sie ein alkoholisches Getränk an, sagen Sie sich: „Dieses erste Glas lasse ich heute stehen." Probieren Sie das unbedingt aus.

Checken Sie Ihre Nährstoffe

Eines möchte ich aus persönlicher Erfahrung noch ergänzen. Das mag nicht allgemeingültig sein, bei mir war der Effekt jedoch sehr klar. Bei mir hat sich der Wunsch nach Alkohol immer dann vehement zurückgemeldet, wenn ich mit meinen Nährstoffen geschlampt hatte. Das galt insbesondere für den ersten Monat. Aber auch danach brauchte ich meinen bestimmten Nährstoffmix. Das gilt bis heute. Meldete sich in der ersten Zeit der Wunsch nach Alkohol, verschwand er bei mir zuverlässig mit einer Portion Glycin und GABA.

Vielleicht unterstützt Sie eine App

Es gibt verschiedene Apps für Ihr Handy, die Sie beim Trockenwerden und Trockenbleiben unterstützen können. Diese Apps zählen nicht nur Ihre Tage ohne Alkohol, sondern rechnen Ihnen auch vor, wie viel Geld Sie gespart haben oder wie sich Ihr Körper erholt. Einige bieten auch an, dass Sie dort eine Art Tagebuch führen können, noch andere kommen mit netten Ablenkspielen für Momente, in denen sich der Wunsch nach Alkohol meldet. Sicherlich nicht für jeden etwas, aber Ausprobieren schadet ja nicht.

Wenn gar nichts mehr hilft: bewährte Notbremsen

Trotz allerbester Vorbereitung kann es immer sein, dass Sie der Drang nach Alkohol geradezu überrollt. Dieser Suchtdruck (Insiderjargon: Saufdruck) meldet sich manchmal sogar in völlig untypischen Situationen. Also in Momenten, in denen Sie sonst bestimmt nicht an Alkohol gedacht oder in denen Sie sonst getrunken haben. Das knallt Ihnen gegen den Kopf wie ein D-Zug, viel Zeit zum Denken bleibt da manchmal nicht mehr.

Aber auch dann gibt es noch bewährte Tipps.

⇨ **Ziehen Sie sich aus der Situation raus**
Wo auch immer Sie sind, was auch immer Sie in diesem Moment gerade tun: Verlassen Sie die Situation. Irgendeine Ausrede findet sich immer. Auch wenn Sie allein sind: Verändern Sie die Umgebung. Erwischt Sie der Suchtdruck allein daheim auf dem Sofa, stehen Sie auf und gehen eine Runde um den Block. Aber ohne Geld! Und auch nicht in Richtung Ihrer gewohnten „Versorgungsstationen". Auf jeden Fall: Raus aus der Situation.

⇨ **Essen Sie ein Stück Traubenzucker oder etwas Süßes**
Möglicherweise ist Ihnen der Blutzuckerspiegel nach unten durchgesackt – gerade in der ersten Zeit ein häufiges Phänomen. Die folgende Nervosität, Gereiztheit etc. ist leicht mit dem dringenden Wunsch nach Alkohol zu verwechseln. Einen Versuch ist es wert.

⇨ **Schnell so viel Wasser trinken, bis der Bauch randvoll ist**
Schütten Sie in möglichst kurzer Zeit so viel Mineralwasser (mit Sprudel!) in sich hinein, bis der Magen knallvoll ist. Das senkt den Saufdruck enorm.

⇨ **Schnalzen Sie ein Gummiband gegen Ihr Handgelenk**
Ziehen Sie ein Gummiband über das Handgelenk, spannen es und lassen es gegen die Haut schnellen, am besten auf der Puls-Seite. Ja, tut weh. Ein wenig. Soll es auch. Bringt das Urzeitgedächtnis auf andere Gedanken.

⇨ **Lächeln Sie über das ganze Gesicht**
Okay, das geht nur, wenn man allein ist, es hilft aber wirklich. Notfalls ziehen Sie sich auf die Toilette zurück. Lächeln Sie so breit wie Sie nur können. Mit all Ihrer Gesichtsmimik und halten Sie diesen Gesichtsausdruck 30 Sekunden, auch mehrfach. Der Trick: Wenn die Gesichtsmuskeln zum Lachen verzogen werden, schüttet der Körper Glücksbotenstoffe aus. Dazu reicht die Mimik, Sie müssen nicht mal einen Grund zum Lachen gehabt haben. Die Glücksbotenstoffe tragen Sie über die Situation leichter hinweg.

- **Beißen Sie auf etwas Scharfes**
  Haben Sie immer etwas Scharfes in der Tasche (wie ein Stück Chilischote oder dergleichen), auf das Sie im Notfall beißen können. Das brennt dann zwar ordentlich im Mund, genau das aber lenkt den Körper vom Trinkwunsch ab. Der hat dann andere Sorgen. Außerdem stimuliert das Brennen im Mund das Dopaminsystem. Verrückt, ist aber so. So bekommt der Körper seinen Dopaminkick, den er eigentlich aus dem Alkohol haben möchte.

- **Duschen Sie kalt**
  Kälte löst den Trinkwunsch auch oft in Luft auf: Nehmen Sie eine kalte Dusche oder stecken Sie sich einen Eiswürfel in den Mund – oder gleich hinten ins Hemd. Es wirkt Wunder! Der Kälteschock bringt Ihr Urzeitgehirn auf andere Gedanken.

- **Lesen Sie Ihren Zettel mit den Gründen, nicht zu trinken**

- **Rufen Sie Ihren Vertrauten an**

- **Steigen Sie in ein Online-Forum ein**

- **Schreiben Sie sich von der Seele, was Sie gerade bedrückt, dass Sie kurz vor dem Rückfall sind, suchen Sie sich Unterstützung. Sie sind nicht der Erste, dem das passiert.**

Vorsicht, Stolpersteine

Aller Vorsicht zum Trotz gibt es ein paar Stolpersteine auf dem Weg ins Leben ohne Alkohol. Die müssen Sie kennen, um im entscheidenden Moment richtig zu handeln.

Strategien für eine alkoholisierte Gesellschaft

„Alkohol ist die einzige Droge, für deren Nicht-Konsum man sich rechtfertigen muss." Schon verrückt, oder? Wenn Sie auf einer Party sagen: „Ich rauche nicht mehr", schlägt man Ihnen auf die Schulter, vielleicht ernten Sie ja sogar ein neidisches „Ach, ich wollte, ich könnte das auch". Auf jeden Fall aber käme kaum jemand auf die Idee, Ihnen nun unbedingt eine Kippe in den Mund quatschen zu wollen.

Lehnen Sie einen Drink ab mit der Begründung „ich trinke nicht (mehr)", guckt man Sie an, als wären Sie nicht ganz bei Trost. Sie werden aller Wahrscheinlichkeit nach die gesamte Klaviatur von Überzeugungsversuchen erleben. Von „ach komm, sei kein Langweiler" bis „mit dir kann man ja dann gar nicht mehr feiern" wird wohl alles dabei sein. Wer keinen Alkohol trinkt, der gilt als Spielverderber. Wer „trocken" ist und „nüchtern" bleiben möchte, dem unterstellt man etwa den Spaßfaktor von Packpapier.

Wie viele ach so niedliche Begriffe hingegen gibt es für Menschen, die eigentlich nur eines sind: stockbesoffen. Die sind dann „beschwipst" oder „angeschickert", haben „einen sitzen" oder „einfach ein wenig über die Stränge geschlagen". Morgens haben diese dann nicht Kopfschmerzen und kotzen sich die Seele aus dem Leib, sondern haben „einen Kater".

Wappnen Sie sich gut: Der Sozialdruck ist enorm hoch. Es gibt Betroffene, die berichten, nicht mehr zu privaten Partys eingeladen zu werden, weil sie eben nicht trinken wollen. Das ist sicherlich brutal. Trotzdem: Lassen Sie sich bitte nicht kleinkriegen. Sie müssen sich eines immer wieder vor Augen führen: Wer ein Alkoholproblem hat (und das insgeheim auch weiß), sucht immer die Gruppe von Mittrinkern. Das ist eine soziale Absicherung und eine Strategie, den eigenen Selbstbetrug weiter füttern zu können: „Guck: Alle trinken so viel, also bin auch ich normal."

Trinkt jemand nicht mit, hält das den anderen einen trockenen Spiegel vor das Gesicht – und das stört diesen Selbstbetrug empfindlich. Also muss der Nichttrinker bekehrt werden, koste es, was es wolle. Besonders gemein: Wer zu Ihnen sagt, „komm, einer schadet doch nicht", der weiß wahrscheinlich sogar noch besser als Sie, dass es genau bei diesem einen Drink nicht bleibt. Er oder sie kann es nämlich auch nicht.

Lektion eins also für Sie: Wenn Sie in die Mangel genommen werden, um doch mitzutrinken, geht es nicht um Sie. Es geht um das Alkoholproblem desjenigen, der da nicht lockerlassen will. Sie persönlich sind ihm eigentlich völlig egal.

Trotzdem ist dieser Druck natürlich mörderisch und gerade in der ersten Zeit eine echte Gefahr. Deshalb müssen Sie sich gut überlegen, wie Sie sich positionieren wollen, wenn Sie auf die erste Hochzeit, auf die erste Party gehen, auf der Sie nichts trinken wollen.

Der ganzen Diskussion gehen Sie natürlich erst mal aus dem Weg, wenn Sie beispielsweise vorschützen, derzeit Antibiotika oder andere Medikamente wegen einer Erkrankung zu nehmen, die sich nicht mit Alkohol vertragen. Man wird Sie dann auch in Ruhe lassen, Sie haben ja einen „Grund“, nicht zu trinken. (Die Absurdität des Ganzen muss man sich einfach immer wieder auf der Zunge zergehen lassen. Man braucht einen Grund, um nicht zu trinken.) Auf Dauer aber trägt das natürlich nicht und Notlügen sind auch nicht jedermanns Sache.

Wie Sie am Ende damit umgehen, hängt auch stark von Ihnen ab. Hier noch ein paar Tipps, die Ihnen vielleicht helfen können.

So blöd es klingt, aber man wird auf einer Party oder in der Kneipe natürlich nicht zum Trinken genötigt, wenn man bereits ein Getränk in der Hand hat, das „alkoholisch“ aussieht. Ein alkoholfreier Cocktail ist da immer eine gute Lösung. Gibt es keinen, lassen Sie sich eine Cola geben – aber in einem Whiskey-Glas. Mit Eis. Optisch von Whiskey-Cola nicht zu unterscheiden. Andere Varianten: roter oder weißer Traubensaft im Weinglas, auch als Schorle.

Vorsichtig müssen Sie mit alkoholfreiem Bier sein. Man wird Sie dann wahrscheinlich zwar nicht dazu drängen, Alkohol zu trinken, wenn Sie ein solches im Glas oder in der Flasche haben. Aber trinken sollten Sie es nicht. Sie fordern Ihr Suchtgedächtnis damit geradezu heraus. Dem Biergeschmack folgt nicht das künstliche Belohnungsgefühl durch den Alkohol –

Ihr Urzeitgehirn wird das vehement einfordern. Nach zwei alkoholfreien haben Sie dann Bier mit Prozenten in der Hand, davon können Sie fast sicher ausgehen. Riskieren Sie es bitte nicht.

Übrigens: Entscheiden Sie möglichst schon vor der Party, was Sie trinken. Fangen Sie nicht erst an, darüber nachzudenken, wenn der Kellner Sie fragt. Sofort sind Sie in der Diskussion mit den anderen drin. Bestellen Sie möglichst gleich als Erstes, noch vor den anderen. Am Schluss zu bestellen, während die anderen schon ihren Alkohol geordert haben, dann noch zögern – das provoziert geradezu ein „Ach, ich nehme auch ein Bier/einen Wein". Also: Festen Plan haben, was Ihr Getränk des Abends sein wird.

Wenn es dann doch irgendwann dazu kommt, dass Sie ablehnen (besser: sich gegen den vehementen Druck durch die anderen zur Wehr setzen) müssen, kommt es immer noch darauf an, wie Sie das Ganze formulieren. Eine Antwort „ich trinke keinen Alkohol mehr" provoziert geradezu eine elende Diskussion über das Warum und Weswegen. Sie können genauso gut sagen: „Ich habe mir vorgenommen, mal einen Monat keinen Alkohol zu trinken." Treffen Sie später erneut auf die gleichen Menschen, haben Sie halt festgestellt, dass Ihnen die Zeit ohne Alkohol gutgetan hat – und Sie sind in die Verlängerung gegangen.

Aber vielleicht sind Sie ja auch ein Typ, der geradeheraus sein Umfeld informiert – und Sie trauen sich die nachfolgenden Diskussionen zu. Dann tun Sie das. Ehrlichkeit ist im Prinzip das Allerbeste. Man muss sie halt durchziehen können. Gegenüber Ihren nahen Freunden und Ihrer Familie sollten Sie hingegen natürlich ehrlich sein. Denn von diesen brauchen Sie Unterstützung, wir sprachen weiter vorne schon davon. Eine alkoholfreie Zone daheim beispielsweise, da muss auch Ihr Partner oder Ihre Partnerin mitspielen.

Der neue Trend: Sober Partys

Ein Tipp übrigens, wenn Sie mal feiern gehen wollen, ohne ständig der Verführung des Alkohols ausgesetzt zu sein: In vielen Städten gibt es jetzt sogenannte Sober Partys, Feiern ohne Alkohol also. In England und Amerika schon lange ein Trend, setzt sich das auch bei uns immer mehr durch. Googeln Sie mal, bestimmt werden Sie fündig. Es gibt sogar spezielle Angebote für Weihnachten und Sylvester.

Alkohol im Essen – Vorsicht ist die Mutter der Porzellankiste

Genau hinsehen müssen Sie vor allem in der ersten Zeit auch, wenn es um das Thema Alkohol im Essen geht. Das ist ja gar nicht so selten: Rotwein zum Ablöschen von Soßen, Cognac zum Flambieren – Hochprozentiges hat in vielen Rezepten seinen Platz. Es geht dabei gar nicht so sehr darum, dass der Alkohol im Essen dazu ausreichen würde, Ihnen einen Schwips zu verpassen. Das meiste ist sowieso beim Kochen verflogen. Der Geschmack aber bleibt – und der kann durchaus sehr kräftig den Wunsch triggern, jetzt Alkohol zu trinken. Ihr Urzeitgedächtnis ist da ziemlich hartnäckig.

Gehen Sie lieber kein Risiko ein und lassen Sie es. Für fast jeden Alkohol in der Küche findet sich Ersatz: Rotwein und Weißwein lassen sich mit den entsprechenden Traubensäften austauschen (vielleicht zusätzlich einem Spritzer weißem oder dunklem Balsamessig für die Säure), Sherry mit Apfelsaft. Glauben Sie mir: Ich koche gerne und viel. Der Alkohol hat noch nie gefehlt.

Vorsicht vor der „rosa Wolke"

Sagen wir, es sind zwei oder drei Wochen ohne Alkohol ins Land gegangen. Sie spüren die positiven Effekte, fühlen sich körperlich und geistig wieder viel fitter. Es mag paradox erscheinen: Aber jetzt müssen Sie ganz besonders vorsichtig sein.

Denn jetzt kommt die Zeit der rosa Wolke. Diese ist die fieseste Strategie des Suchtgedächtnisses überhaupt. Es säuselt Ihnen ins Ohr: „Hey, du bist doch durch mit dem Thema. Dir geht es wieder super, du hast es gepackt.

Da kannst du jetzt doch mal wieder ein gepflegtes Glas trinken. Nur eines, du hast das ja jetzt wieder unter Kontrolle."

Was dann passiert, ist klassisch. Am ersten Tag klappt das vielleicht sogar mit einem oder zwei Drinks (machmal geht aber auch das schon daneben und Sie verlieren sofort wieder die Kontrolle über die Menge). Verlassen Sie sich drauf: Am nächsten Tag sitzt Ihnen wieder die Weinhexe auf der Schulter. „Hey, das ging doch prima, gestern. Das geht heute noch mal. Alles unter Kontrolle, oder?" Und so schlittern Sie binnen weniger Tage wieder in den alten Konsum zurück – häufig trinken die Betroffenen dann sogar mehr als vorher.

Ich kann Sie gar nicht nachdrücklich genug vor der rosa Wolke warnen. Sie kommt, verlassen Sie sich drauf. Und bitte: Bilden Sie sich nicht ein, ausgerechnet bei Ihnen wäre alles anders.

Ist es nicht. Garantiert nicht.

Übrigens zieht die rosa Wolke in der Regel ganz langsam am Himmel auf. Am ersten Tag denken Sie nur kurz an Alkohol, am nächsten Tag schon mal mehr, der innere Dialog mit dem Suchtgedächtnis wird immer intensiver. Gleich beim ersten Gedanken sollten Ihre Alarmglocken schrillen: Achtung, rosa Wolke im Anmarsch! In den jetzt folgenden Tagen ist deshalb ganz besonders viel Aufmerksamkeit gefragt.

Machen Sie sich ein Programm, das Ihre Freizeit gut ausfüllt, bewegen Sie sich, putzen Sie die Wohnung, was auch immer. Checken Sie noch mal alle Notfallmaßnahmen, die Sie weiter oben kennen gelernt haben. Es ist Gefahr im Anmarsch!

Alkoholträume – Keine Sorge, alles normal

Erschrecken Sie bitte nicht, wenn Sie frisch trocken sind und nachts sehr intensiv davon träumen, Alkohol zu trinken. Das ist ein sehr häufiges Phänomen. Meistens sind das nicht mal angenehme Träume. Vielmehr berichten viele Betroffene, sich im Traum geschämt zu haben. Sie erzählen von geträumter Übelkeit, einem fürchterlichen Kater und noch vielen Negativgefühlen mehr. Beim Aufwachen dann die Erleichterung: Gott sei Dank, es war nur ein Traum.

Diese Träume werden im Laufe der Zeit weniger, ganz verschwinden werden sie aber vielleicht sogar nie. Das sollte Sie nicht missmutig stimmen. Forscher sehen solche Alkoholträume sogar positiv. Sie haben herausgefunden: Wer sie hat, dessen Chancen sind umso größer, langfristig ein trockenes Leben zu führen. Das Unterbewusstsein setzt sich intensiv mit dem Alkohol auseinander. Die intensiven Negativgefühle im Traum überzeugen das Suchtgedächtnis, dass der nächste Schluck keine Belohnung ist, sondern ein Griff ins Klo.

Ladies, aufgepasst: Vorsicht an den Tagen vor den Tagen

Jeden Monat dasselbe: An den Tagen vor den Tagen sind viele Frauen nervöser, gereizter und angespannter als sonst. Wenn Sie dazugehören, dann sehen Sie sich an diesen Tagen ganz besonders vor – der Drang zum Alkohol kann sich lautstark zurückmelden. Das Suchtgedächtnis hat ja gelernt: Stress und Anspannung lösen sich nach ein paar gestürzten Gläsern in Luft auf. Seien Sie in diesen Tagen ganz besonders vorsichtig.

Mir hat an diesen Tagen vor den Tagen immer eine Extraportion entspannender Aminosäuren wie GABA, Glycin und Arginin geholfen. Das brauchte ich sonst eigentlich nicht mehr, an diesen Tagen aber war es immer mal wieder mit dabei.

Rückfall – und nun?

Aller Vorsicht zum Trotz passiert es vielen: Zack, Sie haben wieder getrunken, haben einen Rückfall. Jetzt ist es wichtig, richtig zu reagieren. Sie werden nicht von mir hören „ein Rückfall gehört dazu, Krönchen richten und weitermachen." Genauso wenig stimmt es, dass ein Rückfall keinesfalls zur Krankheit Alkoholismus gehört. Beides ist richtig.

Einen Rückfall als Lapsus abzutun, ist falsch. Das legt das Fundament für den nächsten – und den nächsten – und den nächsten. Am Ende sind Sie dann nicht mehr abstinent, sondern legen allenfalls Trinkpausen ein. Man hat halt alle zwei Tage einen Rückfall. So läuft das nicht.

Andererseits ist es auch nicht richtig, nach einem Rückfall die Flinte ins Korn zu werfen und sich mit Selbstzweifeln zu quälen. Gar nicht selten ziehen Alkoholiker aus diesem Frusterlebnis die Legitimation zum Weitersaufen („hat ja eh alles keinen Sinn, alles Mist ...") und das ist wohl das größte Eigentor überhaupt. Ein Rückfall ist eine ernst zu nehmende Sache und ein Warnsignal. Ganz wichtig: Ist er passiert, packen Sie das nicht einfach so auf die Seite.

Bemühen Sie sich herauszufinden, wie es dazu kam. Mit ein wenig Detektivarbeit werden Sie sehr wahrscheinlich darauf kommen. War es Langeweile? Frust? Konnten Sie ein bestimmtes Gefühl nicht aushalten? Sind Sie aus Sozialdruck schwach geworden? Hat die rosa Wolke Sie eingelullt? Denken Sie sehr genau nach – und ziehen Sie dann die Konsequenzen daraus.

Seien Sie das nächste Mal besser auf der Hut, wenn Sie wieder in diese Situation geraten. Überlegen Sie sich schon jetzt Gegenstrategien. Vielleicht hilft Ihnen auch die Vorstellung, dass dieses Mal das Suchtgedächtnis, Ihr Urzeitgehirn, gegen Ihren Verstand gewonnen hat. Eine Schlacht mag verloren sein, aber nicht der Kampf.

Meistens kündigt sich ein Rückfall übrigens an. Die Weinhexe kommt auf sehr leisen Sohlen, sie ist Meisterin im Anschleichen. Der Wunsch, Alkohol zu trinken, mogelt sich meist sehr langsam in unseren Kopf. Je früher Sie diesen sich anschleichenden Rückfall erkennen, umso besser können Sie gegensteuern. Dazu müssen Sie gut auf sich selbst aufpassen. Sie müssen eine Antenne dafür entwickeln, wann Sie wieder in Situationen rutschen, in denen Sie klassischerweise zur Flasche gegriffen haben. Bereits diesen Momenten müssen Sie vorher entkommen, dann ist es leichter, nicht zu trinken.

Profis beschreiben das mit dem wunderschönen alten deutschen Wort Achtsamkeit für sich selbst. Genau darum geht es: achtsam sein, besser spüren, was Ihnen guttut – und vor allem, was nicht.

Falle Urlaub

Irgendwann steht er dann an: Ihr erster Urlaub. Der will gut geplant sein. Keine gute Idee: Ferien in einem All-inclusive-Club, wo der Alkohol in Strömen fließt und die anderen Hotelgäste den Sinn des Urlaubes darin finden, bereits morgens am Pool das erste Mal betrunken auf der Sonnenliege einzuschlafen. Abends die Karaffe Wein auf dem Tisch, vielleicht gar noch Trinkspiele seitens der Animation. Vergessen wir das bitte mal schnell.

Suchen Sie sich lieber einen Urlaub aus, in dem Sie entweder viel erleben (Wandern, einen Roadtrip, Fahrrad-Trekking) – oder aber, sich bewusst auf sich selbst zurückziehen wie Yoga, Meditationen oder Wellness. Langeweile ist ein riesiger Stolperstein auf dem Weg in die Trockenheit. Bauen Sie diese Falle nicht bewusst in Ihren Urlaub ein. „Faul am Strand zu liegen" ist beispielsweise genau das. Sie können bei Ihrer Urlaubsplanung auch Länder berücksichtigen, in denen aus unterschiedlichen Gründen nicht oder kaum Alkohol getrunken wird. Schweden beispielsweise – dort ist er sehr teuer und Hochprozentiges darf sogar nur in speziellen Läden verkauft werden. In muslimischen Ländern wird ohnehin wenig Alkohol getrunken – Vorsicht aber wieder vor den All-inclusive-Hotels.

Wer das nötige Kleingeld hat, kann auch „Sober Holidays" buchen. Ein amerikanischer Veranstalter bietet trockene Traumreisen nach Mexiko oder Südafrika an.

Die Rolle der Ernährung

Wir haben es weiter vorn schon kurz angerissen: Mit ein paar Ernährungstricks können Sie sich viel Gutes tun und sogar den Drang nach Alkohol reduzieren. Keine Sorge: Wir reden hier nicht von schrägen Ernährungskonzepten und auch nicht von Radikaldiäten. Dreh- und Angelpunkt sind die Kohlenhydrate. Also Schokolade und Co, aber auch Nudeln oder Reis.

Bei sehr vielen Menschen, die zu viel Alkohol trinken oder getrunken haben, fährt der Blutzuckerspiegel Achterbahn und hängt dauerhaft auf extrem niedrigem Niveau. Deshalb werden frisch Trockene auch oft zu wahren Zuckerjunkies. Auch wer früher damit gar nichts anfangen konnte, vertilgt auf einmal problemlos eine Familienpackung Eis, futtert Gummibärchen bis zum Abwinken.

Wer nicht an Süßes geht, greift dann zu Chips. Die sind zwar salzig, aber am Ende des Tages ja doch Kartoffeln, sie bestehen genau zur Hälfte aus reinen Kohlenhydraten. Leider wird den Betroffenen noch immer häufig erklärt, dies sei eine Suchtverlagerung, weil ja Schokolade oder Chips das Belohnungszentrum stimulieren würden. Der wahre Grund aber liegt oft im Blutzuckerspiegel. Dummerweise normalisiert dieser sich oft nicht allein, wenn man aufhört zu trinken. Ein zu niedriger Blutzuckerspiegel macht nervös, reizbar und gibt einem das Gefühl, gestresst zu sein. Bei manchen geht das hin bis zu Angst- und Panikgefühl – was wiederum den Griff zur Flasche verlockend erscheinen lässt. Allemal deshalb, weil Alkohol selbst ein Kohlenhydrat ist und den Blutzuckerspiegel schnell und zuverlässig wieder anhebt.

In den allerersten Tagen ohne Alkohol ist es völlig O.K., wenn Sie einem zu niedrigen Blutzuckerspiegel mit Traubenzucker oder Schokolade Beine machen. Wichtig ist dann vor allem, die Finger vom Glas zu lassen – dem ordnet sich alles unter. Mittel- bis langfristig aber sollten Sie versuchen, Ihren Blutzuckerspiegel ein wenig zu unterstützen. Sie vermeiden damit nicht nur, dass Sie deshalb dann der Wunsch nach Alkohol überkommt. Langfristig verhindern Sie so auch, eine Insulinresistenz oder Diabetes zu bekommen. Noch besser: Selbst, wenn es bei Ihnen schon so weit sein sollte, kann ein kohlenhydratarmer Speiseplan das wieder umdrehen.

Low-Carb-Ernährung heißt das Stichwort, das Ihnen nicht nur mehr Lebensqualität, sondern auch sehr wahrscheinlich automatisch weniger

Pfunde bescheren wird. Aber noch mal: Es geht primär nicht ums Abnehmen, schon gar nicht in der ersten Zeit, das ist purer Stress für Ihren Körper und den brauchen Sie nicht.

Der Körper hat grob gesprochen zwei Möglichkeiten, sich Energie zu beschaffen: Kohlenhydrate und Fett. Deshalb dürfen Sie bei der Low-Carb-Ernährung auch ausdrücklich bei den Fetten großzügiger sein. Käse und Joghurt nicht mehr auf Magerstufe, Fleisch gerne mit Fettrand, den Morgenkaffee bitte mit Sahne – daneben das Frühstücksei.

Wenn Sie jetzt innerlich gerade zusammenzucken, weil Sie gedanklich Ihren Cholesterinspiegel durch die Decke gehen sehen: keine Sorge. Neuere Forschung zeigt sehr klar, dass Nahrungsfette den Cholesterinspiegel nicht beeinflussen. Es ist der Zucker, der diesen in die Höhe treibt und die Leber verfetten lässt.

Leider sprengt es hier den Rahmen, alle segensreichen Aspekte der Low-Carb-Ernährung zu beleuchten. Das wäre dann schon wieder ein eigenes Buch. Es gibt aber sehr gute Internetseiten, auf denen alles Wissenswerte gut erklärt ist.

Das Gute ist: Low Carb ist schon seit einigen Jahren schwer im Kommen. Die Industrie hat reagiert und es gibt viele Produkte wie Brot, Brötchen oder auch Süßes mit weniger Kohlenhydraten bereits fertig zu kaufen. Selbst einige große Supermarktketten wie Edeka, Spar, Billa oder Migros haben Entsprechendes im Regal liegen.

Passen Sie aber bitte auf, wenn Sie sich nach diesen Dingen umschauen. Nicht alles, was als Low Carb angepriesen wird, ist es auch wirklich. Werfen Sie sicherheitshalber immer selbst einen Blick auf die Inhaltsstoffe. Erschrecken Sie übrigens nicht, wenn Sie auf Low-Carb-Produkten etwas von mehrwertigen Alkoholen lesen. Das sind eigentlich Zucker, die der Körper aber nicht verwerten kann – und die natürlich auch nicht betrunken machen oder nach Alkohol schmecken.

Das Prinzip der Low-Carb-Ernährung ist denkbar einfach. Je weniger Kohlenhydrate Sie essen, umso weniger lässt das Ihren Insulinspiegel ansteigen. Zur Erinnerung: Ist er zu hoch, sackt der Blutzuckerspiegel nach unten ab. Eine Low-Carb-Ernährung fordert dagegen kein Insulin an, das System beruhigt sich – und die Gefahr, dass ein Trinkwunsch übermächtig wird, sinkt deutlich.

Beginnen Sie die Low-Carb-Ernährung aber bitte nicht zu radikal, reduzieren Sie die Kohlenhydrate langsam. Alles andere streut überflüssigen Stress ins System. Der Grund: Ihr Körper muss erst wieder lernen, auch aus Fett schnell und effizient Energie zu gewinnen. Wer jahrelang auf Kohlenhydrate (auch in Form von Alkohol) als Energiequelle gesetzt hat, dessen Enzymsysteme für die Fettverbrennung sind auf ein Mini-Maß zusammengeschrumpft. Der Körper kann das wieder korrigieren, aber das braucht ein wenig Zeit.

Wie stark sich das auswirken kann, zeigt sich an der sogenannten Low-Carb-Grippe. Wer von jetzt auf gleich die Kohlenhydrate vom Speiseplan streicht, ist bleiern müde, hat Kopfschmerzen und fühlt sich fast wie wenn eine Grippe im Anmarsch ist. Alles zusätzlicher Stress, das brauchen Sie jetzt nicht. Deshalb: Langsam runter mit den Kohlenhydraten, langsam den Fettanteil hochschrauben. Ein Zeitraum von drei Wochen darf es dafür schon sein.

In dieser Zeit sollten Sie übrigens auch nicht nur den Kohlenhydrat-Anteil herunterschrauben, sondern auch die Anzahl Ihrer Mahlzeiten. Am Anfang, damit der Blutzuckerspiegel schön konstant bleibt, gerne drei Hauptmahlzeiten und zwischendurch Snacks (Nüsse haben sich da sehr bewährt). Nach einiger Zeit versuchen Sie, das Essen zwischendurch dann wegzulassen.

Was Sie von mir jetzt übrigens nicht hören werden, ist die gern ausgesprochene Mahnung realitätsferner Diätassistenten, doch bitte fünf Mal am Tag frisches Obst und Gemüse zu essen. Klar, und im Himmel ist Jahrmarkt. Wer hat bitte so viel Zeit, sich fünfmal am Tag frisches Essen zuzubereiten?

Trotzdem sind gerade Gemüse natürlich prima Nährstofflieferanten. Ein guter Kompromiss: Kaufen Sie sich einen Entsafter und einen Mixer, entdecken Sie für sich frische Gemüsesäfte oder Smoothies. Morgens einen zum Frühstück, einen vielleicht in einen Schraubbecher für unterwegs – und Sie haben netto schon so viel Gemüse intus, wie es sonst realistischerweise nie auf Ihrem Teller landen würde. Apropos unterwegs und Schraubbecher: Sehr praktisch sind auch Eiweiß-Shakes. Sie machen satt, sind bei richtiger Auswahl kohlenhydratarm und liefern zusätzlich eine Extraportion Aminosäuren. Was will man mehr.

Nicht nur richtiges Essen ist wichtig. Achten Sie unbedingt darauf, ausreichend zu trinken. Erstens sind Sie vor allem in der ersten Zeit ohne Alkohol dehydriert – Wein, Bier und Co schwemmen Flüssigkeit aus dem Körper. Das müssen Sie unbedingt wieder auffüllen. Versuchen Sie, auf zwei bis drei Liter zu kommen, am besten Wasser. Ist nicht jedermanns Sache, aber mit dem festen Vorsatz, immer mal einen halben Liter auf ex reinzuschütten, bekommt man das schon hin.

Sie tun sich damit auch noch einen weiteren Gefallen. Sie verhindern, dass Sie überhaupt erst Durst bekommen. Durst, trinken, Alkohol – das liegt gerade am Anfang sehr eng beieinander.

Ein schwieriges Thema: Zigaretten und Kaffee

Entspannen Sie sich. Niemand will Ihnen Ihren Kaffee oder Ihre Kippen wegnehmen. Das Ziel, aus dem Alkohol auszusteigen, ist Herausforderung genug. Trotzdem sollten Sie ein paar Dinge über beide Substanzen wissen.

Kaffee hat zwei Gesichter

Eine dampfende Tasse Kaffee am Morgen – was kann es Schöneres geben. Am Nachmittag vielleicht ein Tässchen, auch fein. Schwierig wird es, wenn Sie deutlich mehr davon trinken, allemal, wenn Sie vom Alkohol wegwollen. Koffein entfaltet einige Wirkungen, die Ihnen hierbei ein Bein stellen können.

Im Übermaß konterkariert Kaffee Ihre Bemühungen, den Stoffwechsel wieder glattzubügeln. Koffein steigert die Ausschüttung der Stress-Botenstoffe Adrenalin, Noradrenalin und Cortisol. Gleichzeitig blockiert es die Wirkung des beruhigenden GABA – genau wegen dieser Kombination macht Koffein ja auch wach.

Der Grund, warum viele frisch Trockene zu Kaffee-Junkies werden, liegt im Dopamin. Koffein steigert auch diesen Belohnungsbotenstoff. Wer also als Trockener auf einmal literweise Kaffee trinkt, betreibt klassische Suchtverlagerung. Der hat nur ein anderes Getränk gefunden, das diesen Nervenbotenstoff in die Höhe treibt.

Koffein schickt auch den Blutzuckerspiegel kurzfristig nach oben – dem folgt aber gleich das Insulin, das den Zucker aus der Blutbahn fischt und in die Zellen bringt. Folge: Der Zuckerspiegel sackt nach unten durch. Gleichzeitig stimuliert Kaffee die Nieren – deshalb müssen Sie auch häufiger Wasser lassen. Unangenehmer Nebeneffekt: Dabei schwemmt der Körper auch wertvolle Mineralien mit aus, vor allem Kalium und Magnesium, die einen beruhigenden Effekt haben.

Eben weil Kaffee entwässert, verhindert zu viel davon auch die wichtige Rehydrierung, also das Wiederauffüllen Ihrer Wasserspeicher. Die sind vom Alkohol ausgetrocknet. Zu guter Letzt zerschießt Koffein im Übermaß oder zu spät am Tag genossen auch noch Ihren Schlaf. Ein Riesenthema, gerade am Anfang.

Also: Mit mehr als zwei Tassen Kaffee am Tag tun Sie sich überhaupt keinen Gefallen. Sie stressen Ihren Stoffwechsel und steigern die Gefahr, abends „zur Entspannung“ dann doch wieder an Alkohol zu denken oder gar zuzugreifen. Übrigens ist auch entkoffeinierter Kaffee keine wirkliche Alternative, denn es ist nicht nur das Koffein allein, das die beschriebenen Wirkungen des Kaffees hat. Wenn Sie so sehr daran gewöhnt sind, zusätzlich zum Morgenpott viel Kaffee als Heißgetränk zu sich zu nehmen – steigen Sie auf Tee um. Am besten Früchtetee oder irgendeinen anderen ohne Teein wie Pfefferminze, Fenchel, Kamille. Teein steckt im schwarzen und grünen Tee. Teein ist dem Koffein chemisch sehr ähnlich.

Wenn es gar nicht ohne Teein geht: Bitte grünen Tee, Mate- oder Guarana-Tee trinken – und auch das nur in Maßen. Das ist ganz, ganz wichtig. Sie manipulieren sonst weiterhin Ihr Nervenbotensystem, das so nicht zur natürlichen Balance zurückfinden kann. Eine wichtige Voraussetzung, wenn Sie den Alkohol stehen lassen wollen.

Der blaue Dunst steigert die Rückfallgefahr

Auch Zigaretten spielen an Ihrem Nervenbotenstoff-System herum. Deshalb machen sie ja auch süchtig. Es wäre jetzt aber keine gute Idee, mit beidem gleichzeitig aufzuhören. Der Misserfolg wäre vorprogrammiert.

Wichtig ist aber, dass Sie in der ersten Zeit ohne Alkohol wenigstens nicht mehr rauchen als sonst – und vielleicht sogar probieren, ein wenig zu reduzieren. Wenn Sie das Thema Alkohol im Griff haben, können Sie ja später einen Rauchstopp in Erwägung ziehen. Nikotinverzicht senkt die Rückfallgefahr deutlich, haben Studien gezeigt. Probieren Sie aber nicht beides gleichzeitig!

Wie Alkohol und Kaffee treiben auch Zigaretten Ihr Dopaminsystem zu Höchstleistungen an. Eigentlich wissen Sie das auch schon: Die Belohnungszigarette – der Name sagt doch alles. Doch dabei bleibt es nicht: Eine Zigarette kitzelt auch mehr Endorphine und Serotonin aus Ihren Zellen. Ein wahrer „Glückscocktail".

Auch hier gilt: Solange Sie Ihr Nervenbotenstoff-System künstlich manipulieren, wird es sich nicht gut regenerieren. Sie werden dann unbewusst immer weiter nach Dingen Ausschau halten, die Ihr System künstlich triggern. Sei es Alkohol oder eben Zigaretten.

Forschungen haben übrigens auch gezeigt, dass es bei rauchenden Ex-Trinkern wesentlich länger dauert, bis sich die verkümmerten GABA-Andockstellen wieder erholen. Sie erinnern sich: GABA ist unser Haupt-Entspannungsbotenstoff, unter Alkohol-Dauerberieselung schließt der Körper seine Anlegestellen am Nerv. In der Folge fühlt man sich ständig nervös und gestresst. Raucher verlängern den Heilungsprozess der GABA-Rezeptoren – und steigern die Rückfallgefahr. Wenn Sie also rauchen und aus dem Alkohol rauswollen, überlegen Sie, ob Sie Ihren Erfolg durch zu viele Glimmstängel gefährden wollen. Steigern Sie bitte wenigstens nicht die Menge.

Das Internet als Dopaminpumpe

Eine Seitenbemerkung auch zum Thema Internet, speziell den sozialen Medien wie Facebook und Co. In der ersten Zeit ohne Alkohol fühlen sich einige Betroffene so „leer" oder „antriebslos", bekommen den Allerwertesten nicht vom Sofa. Dafür surfen Sie dann umso mehr im Netz. Das hat auch einen Grund, aber gut ist er nicht: Facebook und Konsorten kitzeln Ihr Dopaminsystem.

Die Jagd nach dem nächsten „Like" kommt dem sehr nahe, was Sie schon weiter vorn über die Spielsucht gelesen haben: Das Dopaminsystem lechzt geradezu nach Bestätigung. Auch die soziale Vernetzung bringt Glücksgefühle – seien sie auch noch so trügerisch. Wer auf Facebook oder Instagram viele Follower sein Eigen nennen darf, der meint, viele positive Sozialkontakte zu besitzen – und die machen glücklich.

Wir brauchen da glaube ich nicht länger zu verweilen – Ihnen ist klar, dass das alles Schall und Rauch ist. Trotzdem ist die Verführung gerade für frisch Trockene enorm, sich im Netz zu verlieren. Das Dumme ist: Auch das ist im Prinzip eine Art Suchtverlagerung. Und das Herumgeistern im virtuellen Raum nimmt Ihnen den Antrieb, im realen Leben Aktivitäten zu entfalten – die Ihnen dann echten Halt und echte Stütze geben.

Facebook ersetzt es nicht, Freunde zu treffen, einen Spaziergang zu machen oder einem Hobby nachzugehen. Beobachten Sie sich bitte sehr, sehr kritisch, gerade in der ersten Zeit ohne Alkohol. Schalten Sie lieber bewusst das Smartphone aus, legen Sie das Tablet beiseite – und geben Sie sich einen Ruck in eine andere Richtung. Gehen Sie raus, werden Sie aktiv. Facebook ist eine zerbrechliche Krücke. Schnell wird Surfen langweilig, Sie fühlen sich unausgelastet – schon klopft der Alkohol wieder an die Tür.

Bewegung, Massagen, Akupunktur: Bringen Sie Ihre Botenstoffe in Schwung

Die beste Möglichkeit, Ihr Dopamin und damit Ihr Belohnungssystem wieder anzukurbeln, ist Bewegung. Damit ist durchaus nicht zwingend Sport gemeint. Wenn Sie ohnehin sportlich sind, hervorragend. Nehmen Sie Ihr Hobby wieder auf. Laufen, Schwimmen, Radfahren oder Fitness-Studio – bestens.

Wenn Sie aber völlig aus der Form sind oder Sie es schon früher mit Winston Churchill gehalten haben („No Sports"), dann zwingen Sie sich nicht dazu, jedenfalls nicht am Anfang. Ihr System ist dafür noch gar nicht ausgelegt. Spazierengehen aber, das geht. Oder fangen Sie an, Ihre Wohnung zu putzen, zu renovieren – irgendetwas, das Sie in Bewegung bringt und das ein sichtbares Ergebnis hat. Das nämlich lässt dann Ihr Belohnungssystem anspringen: „Ich habe etwas geschafft." Gepaart mit dem Gefühl, den Körper mal wieder ein wenig gefordert zu haben, ist das ein perfektes Paar.

Den gleichen Effekt haben übrigens auch Massagen oder ein schöner Sauna-Abend. Mit diesen pflegen Sie nicht nur Ihr Dopaminsystem, sondern kitzeln auch gleich noch das beruhigende GABA. Gönnen Sie sich doch mal einen Wellness-Tag, gehen Sie zur Massage. Ihr Körper wird es Ihnen danken, immerhin haben Sie ihn lange genug vernachlässigt. Viele Ex-Trinker müssen auch erst wieder anfangen, ihren Körper überhaupt zu spüren, ihn wahrzunehmen. Sauna und Massagen sind dafür hervorragend geeignet.

Wer übrigens sehr mit dem Motivationstief gerade in der ersten Zeit ohne Alkohol zu kämpfen hat, kann sich auch nach einem guten Akupunkteur umsehen. Er kann Ihre Nervenbotenstoffe mit seinen heilsamen Nadeln ausbalancieren. Es gibt spezielle Akupunktur-Punkte für Motivation und Energie, aber auch für Beruhigung und Ausgeglichenheit. Einige Studien zum Thema Alkohol und Akupunktur sind durchaus positiv. Wenn Sie sich also in der ersten Zeit zusätzlich etwas Gutes tun wollen, nutzen Sie die heilenden Nadeln. Sie bieten offenbar eine prima Unterstützung.

Darf ich jemals wieder Alkohol trinken?

Da ist sie, die Frage aller Fragen. Nicht umsonst ziemlich am Ende dieses Buches. Sie wissen jetzt, wie der Alkohol unser Denken kapert. Wie unser Suchtgedächtnis auch auf noch so kleine Reize anspringt – und welche Tricks es auch nach langer Zeit bereithält, um Sie doch wieder zu einem Schluck zu verführen. Also, was meinen Sie, wie sieht die Antwort aus?

Genau. Lassen Sie es.

Jeder Versuch, wieder Alkohol zu trinken, ist ein Tanz auf dem Vulkan. Sie fordern Ihr Schicksal heraus. Kontrolliertes Trinken funktioniert nicht bei Alkoholikern. Das Suchtgedächtnis ist zu stark. Nehmen Sie irgendwann wieder einen Drink in die Hand, programmieren Sie den Rückfall zu alten Mengen vor. Sie können natürlich jetzt felsenfest der Meinung sein, Sie seien die eine, berühmte Ausnahme. Dann rate ich Ihnen: Besuchen Sie Online-Foren. Hunderte, Tausende Male habe ich in den Jahren der Recherche dort von Leuten gelesen, die ganz sicher waren: Sie können nach einer Zeit wieder kontrolliert trinken. Pustekuchen. Samt und sonders mussten diese Menschen manchmal sogar mehrere Runden drehen, tranken am Ende sogar mehr – und erkannten: Es geht nicht. Punkt.

Lassen Sie jetzt aber den Kopf nicht hängen. Das Leben ohne Alkohol ist kein Jammertal. Das spielt Ihnen Ihr Suchtgedächtnis nur perfekt vor, um Sie weiter bei der Stange zu halten. Sie ersparen sich viele Schleifen und die Gefahr des nächsten Totalabsturzes, wenn Sie für sich beschließen, dem Alkohol endgültig adé zu sagen.

Das fühlt sich jetzt schlimm an? Als müssten Sie jemand beerdigen, den Sie sehr geliebt haben? Zunächst: Dass das Käse ist, das wissen Sie ja. So rein rational betrachtet. Dann überlegen Sie mal, wie fest Sie Ihre Hirnbotenstoffe und Ihr Suchtgedächtnis im Griff haben: Sie trauern wie um einen Toten, obwohl Sie doch eigentlich nur ein Getränk stehen lassen sollen.

Erinnern Sie sich, wie in Ihrer Vergangenheit einmal eine Liebesbeziehung zu Ende ging? Sie fühlten eigentlich, es ist vorbei. Sie spürten, der

Partner tut Ihnen nicht gut. Zank, Streit, Stress. Und trotzdem nahmen Sie vielleicht sogar mehrere Anläufe, das Ganze wieder zu kitten.

Sie wussten zwar, das geht gar nicht, und es waren eher die schönen Erinnerungen an die gemeinsame Zeit, die Sie immer wieder in seine oder ihre Arme trieb. Das Hin und Her war schmerzlich, nervenaufreibend und frustrierend.

Eines schönen Morgens sind Sie dann aufgewacht. Sie spürten: Es ist vorbei. Es fehlt nichts mehr. Sie spürten erstmals keinen Wunsch mehr, die schädliche Beziehung noch einmal aufleben zu lassen. Die Vorstellung, ohne sie (oder ihn) leben zu müssen, quälte sie nicht mehr. Sie waren frei.

Ersetzen Sie den Partner durch den Alkohol. Dann wissen Sie, wo Ihr Ziel ist. Solange Sie bange fragen: „Darf ich irgendwann wieder trinken?", sind Sie immer noch auf der Suche nach dem letzten Rest einer toxischen, schädlichen Beziehung. Denken Sie sich: „Heute, nur heute trinke ich nichts, und dieser Tag wird trotzdem schön."

Seien Sie sicher: Die Freiheit, nicht mehr trinken zu müssen, wird auch zu Ihnen kommen. Dann heißt es für Sie nicht mehr „ich darf nichts mehr trinken", sondern „ich muss nicht mehr trinken". Dann haben Sie gewonnen.

Auf diesem Weg möchte Sie dieses Buch begleiten. Wir wünschen Ihnen von Herzen viel Erfolg dabei.

Noch mehr Hilfe: Unsere Website und unser Coachingprogramm

Zunächst einmal herzlichen Glückwunsch: Wenn Sie dieses Buch bis hierher gelesen haben, sind Sie echter Experte zum Thema Alkohol. Trotzdem haben Sie vielleicht noch Fragen. Oder aber, Sie brauchen Unterstützung im Alltag. Ihre Fragen können Sie online stellen, uns und den anderen Mitgliedern auf der Website zu diesem Buch: www.alkohol-ade.com.

Dort finden Sie ständig neue Informationen zum Thema, Erklärvideos – und ein großes Forum. Sie können sich dort unter Pseudonym kostenlos und anonym registrieren. Wenn Sie ganz auf Nummer sicher gehen wollen, besorgen Sie sich eine Wegwerf-Email, aus der Ihr Name nicht hervorgeht – mehr als eine Mailadresse und ein von Ihnen festgelegtes Pseudonym braucht es nicht für die kostenlose Anmeldung.

Das kleine Extra auf Wunsch: Unser Coaching-Programm

Um den Ausstieg aus dem Alkohol zu erleichtern, haben wir ein Coaching-Programm entwickelt, das es so bislang nicht gab. Das medizinische Wissen hat das Buch Ihnen jetzt vermittelt, das 30-Tage-Programm „Alkohol adé" baut darauf auf. Das Ganze ist kein Muss: Vielen Betroffenen hat allein das Buch schon den Weg aus dem Alkohol gezeigt. Für andere war die flankierende Hilfe des Coachings zusätzlich hilfreich.

Die ersten 30 Tage ohne Alkohol sind nun einmal die schwersten, um die entgleiste Hirnchemie wieder ins Lot zu bringen. Dabei hilft das Coaching-Programm. Genauso wie übrigens das kostenlose anonyme Forum, in dem viele Betroffene ihren persönlichen Weg aus dem Alkohol beschreiben.

Das 30-Tage-Intensivprogramm ist multimedial: Jeden Tag erwartet Sie ein Podcast, praktische Alltagstipps, kleinere Aufgaben passend zum Stadium Ihres Ausstiegs, Hinweise auf spannende Filme oder Dokumentationen zum Thema und mehr, beispielsweise die Vorstellung interessanter Nährstoffe. Der Sinn: Ihnen auf angenehme Art und Weise ohne erhobenen Zeigefinger Stoff zum Nachdenken zu geben und Ihnen das Rüstzeug zu verleihen, vollends Experte für sich selbst zu werden. Wir hören Ihnen dabei im Forum zu, kurbeln mit dem Programm Ihre Gedanken an und bringen Sie ins Handeln. Unterstützen Sie aber auch, wenn Sie einen Durchhänger haben.

Natürlich tauchen auch Fragen auf, gerade am Anfang. Auch dafür sind wir da. Fragen Sie uns im Forum von Alkohol adé. Fragen Sie was immer

Sie wollen – und holen sich zusätzliche Tipps von anderen im Forum. Gemeinschaft stärkt, das werden Sie merken. Nicht allein zu sein, sondern zu sehen, dass es anderen genau so ging und geht stützt enorm.

Ist der erste Monat rum, liegt ein Meilenstein hinter Ihnen. Aber auch da endet unser Angebot an Sie noch nicht. Wir und das Forum begleiten Sie weiter.

Auch hier gilt: Niemand wird gezwungen zu schreiben – kann sich aber gerne Hilfe und Ratschläge holen. Auch der Austausch mit anderen Betroffenen im Forum bringt Sie weiter.

Wenn Sie das Programm durchlaufen wollen, planen Sie mindestens ein bis drei Tage vor dem Programmstart ein, an denen Sie noch Vorbereitungen zu treffen haben werden – dafür erhalten Sie eine umfangreiche Checkliste. Mehr zum Intensiv-Coaching-Programm erfahren Sie hier: https://www.alkohol-ade.com/coaching

Mein Angehöriger trinkt – was kann ich tun?

Rückblickend denke ich oft: Die Angehörigen von Alkoholikern sind eigentlich viel übler dran als der Trinker selbst. Solange er säuft, funktioniert der Selbstbetrug. Also ist er der festen Meinung, kein Problem zu haben.

Alkoholiker glauben sich die eigenen Lügen. Sie merken nicht, wenn sie durch die Promille aggressiv werden, verletzend und unfair. Und wenn, dann sehen sie sich im Recht. Schuld am eigenen Elend sind sowieso immer die anderen. Und: Wenn ihnen alles zu bunt wird, steht die Exit-Strategie im Kühlschrank. Sie knallen sich eben die Birne zu und vergessen ihre Sorgen.

Ganz anders die Angehörigen. Sie müssen tagaus, tagein den geliebten Angehörigen so erleben. Sie erkennen, wie sehr sich der Trinker ins Unglück stürzt. Sie sind den teilweise unmöglichen Verhaltensweisen ausgesetzt, müssen die ständigen Lügen ertragen, dauernd gebrochene Versprechen – und fühlen sich doch so machtlos.

Pferde kann man nicht zum Saufen zwingen, sagt man. Und einen Alkoholiker nicht zur Trockenheit. Das stimmt leider. Kein Alkoholiker wird aufhören, auch wenn man ihn noch so sehr anfleht. Ein Trinker, der „für andere" aufhört – also beispielsweise für den Ehepartner – wird höchstwahrscheinlich wieder anfangen. Die Sucht wird stärker sein.

Es gibt für einen Alkoholiker nur einen einzigen Grund aufzuhören: den eigenen festen Wunsch dazu. Er selbst muss aufhören wollen. Alles andere funktioniert nicht.

Allerdings können Sie einiges dazu beitragen, dass der Alkoholiker zu diesem Punkt gelangt. Ganz vorn steht, dass Sie als Angehöriger möglichst viele Information über die Krankheit Alkoholismus sammeln. Je genauer Sie die Grundlagen der Sucht verstehen, umso mehr werden Sie auch die Verhaltensweisen Ihres Angehörigen begreifen. Sie haben darüber in diesem Buch bereits viel gelesen. Sie haben unter anderem erfahren, wie sehr der Alkohol das Nervenbotenstoff-System kapert. In vielen Belangen ist Ihr Angehöriger wie ferngesteuert. Das bedeutet jedoch nicht, dass Sie ihm hierfür deshalb einen Freifahrtschein ausstellen. Es verletzt Sie aber vielleicht beim nächsten Mal nicht mehr so stark, wenn er oder sie Sie erneut belogen hat und wieder betrunken ist.

Ihre große Herausforderung heißt, Folgendes zu lernen: Sie sind dafür da, glücklich leben zu dürfen. Sie sind nicht dafür auf der Welt, mit dem Unglück eines anderen selbst unterzugehen. Lernen Sie, sich abzugrenzen, auf sich selbst zu achten. Die Achtsamkeit, die ein Alkoholiker lernen muss, die fehlt auch vielen Angehörigen. Auch Sie müssen wieder gesund werden. Ihr natürlicher Selbstschutz muss wieder anspringen.

Ein Appell: Sind Kinder da, dann geht es nicht nur um Sie und Ihr Zögern, Ihre Situation eventuell zu verändern. Sie haben dann die verdammte Pflicht, diesen Kindern eben keinen sturzbetrunkenen Elternteil zu präsentieren, sie Suff-Streitigkeiten oder gar körperliche Gewalt miterleben zu lassen.

Sie sind nicht allein. Alkoholismus ist eine Familienkrankheit – zu jedem Trinker gehört immer mindestens ein Angehöriger. Oder sogar viel mehr. Genauso wie ein Alkoholiker suchen viele Angehörige aus Scham keine Hilfe – auch das müssen Sie ablegen.

Dringender Ratschlag: Suchen auch Sie sich eine Selbsthilfegruppe, genau wie Ihr trinkender Angehöriger. Quasi jede Organisation, die Alkoholikern Hilfe anbietet, steht auch für Angehörige bereit. Auch die Suchtberatung hat für Angehörige ein offenes Ohr. Verlassen Sie Ihre Isolation, suchen Sie sich professionelle Unterstützung. Auch Online-Foren für Angehörige gibt es, z. B. unter www.alkohol-ade.com

Was den Trinker selbst angeht: Finden Sie möglichst viele Verbündete. Sprechen Sie offen mit weiteren Angehörigen (Kinder, Verwandte, Freunde) über die Erkrankung des Betroffenen. Nutzen Sie dafür Ihr erworbenes Wissen über die Krankheit. Geben Sie es weiter. Ziel muss es sein, Verständnis und nicht Verachtung für den Trinker zu erreichen. Er ist auch nicht der Sündenbock der Familie, auch wenn seine Sucht vielleicht Ursache von Problemen ist. Es ändert nichts an der Situation.

Informieren Sie den Hausarzt des trinkenden Angehörigen über die Erkrankung. Schildern Sie, was Sie im Alltag gesehen und erlebt haben. Sie holen sich damit professionelle Hilfe ins Boot. Und nein, das ist alles kein Verrat am Trinker. Das ist ein Riesengefallen, den Sie ihm tun. Sie helfen ihm damit, gesund werden zu können.

Mit dem Alkoholiker selbst sprechen Sie über seine Krankheit und über mögliche Hilfe nur, wenn er nüchtern ist – oder zumindest so scheint. Ein besoffener Kopf will keine Hilfe und lügt wie gedruckt, nur um seine Ruhe zu haben (und möglichst ungehindert an den nächsten Drink zu gelangen).

Ist er nüchtern, machen Sie dem Trinker immer und immer wieder in ruhigen Worten klar, dass Sie sein Verhalten missbilligen. Nicht zanken, nicht schimpfen, nicht laut werden. Machen Sie keine Vorwürfe, bleiben Sie bei sich. Schildern Sie, was Sie sehen, was Sie wahrnehmen, welche negativen Auswirkungen sein oder ihr Alkoholismus auf Sie persönlich hat. Schildern, nicht vorwerfen!

Vorwürfe sind kontraproduktiv. Die macht der Betroffene sich insgeheim nämlich schon selbst. Das macht aggressiv, steigert den Frust – und ist ein „willkommener Anlass", noch mehr zu trinken. Glauben Sie mir: Diese Art Vorwürfe – und seien sie auch noch so berechtigt – dringen ohnehin nicht durch. Es ist eine Gratwanderung, die Sie meistern müssen: Versuchen Sie, in allen Situationen möglichst sachlich zu bleiben.

Alkoholiker brechen gerne Streit vom Zaun. Damit schaffen sie eine Distanz zwischen sich und Ihnen und haben gleichzeitig eine „Berechtigung" zu trinken. Ist Ihr Angehöriger betrunken, gehen Sie dem Streit aus dem Weg, schweigen Sie, ziehen Sie sich zurück, verlassen Sie notfalls für eine kurze Zeit die Wohnung. Vielen hilft der Satz „Ein Kranker kann mich nicht kränken". Denken Sie daran. Es ist ein süchtiges, betrunkenes Gehirn, das Ihnen da entgegenpöbelt. Das hat nichts mit der Person zu tun, die Sie in nüchternem Zustand wahrscheinlich noch sehr lieben.

Im Alltag verhalten Sie sich nicht zu nachgiebig, aber auch nicht zu ablehnend. Machen Sie immer wieder klar, dass Ihr Angehöriger sofort Ihre volle Unterstützung bekommt, wenn er wirklich etwas gegen seine Krankheit unternimmt. Und damit sind nicht Versprechen gemeint wie „morgen höre ich auf, das ist mein letztes Glas". Das haben Sie schon zu oft gehört. Da muss schon ein wenig mehr Butter bei die Fische, wie man im Norden so schön sagt.

Ganz wichtig: Wenn Sie dem Alkoholiker Konsequenzen androhen, wenn er sich nicht ändert – dann müssen Sie das auch durchziehen. Das ist wie bei kleinen Kindern. Jede leere Drohung bestätigt den Alkoholiker in seinem Selbstbetrug, er könne gefahrlos weitersaufen.

Wenn Ihr Lebens- oder Ehepartner trinkt, verweigern Sie den Sex, wenn er oder sie nicht nüchtern ist. Damit schützen Sie sich selbst, weil sie Enttäuschungen und Erniedrigungen vermeiden. Außerdem zieht auch das dem Betroffenen gegenüber eine sehr klare Grenze. Sie signalisieren damit sehr deutlich: So will ich dich nicht.

Versuchen Sie nicht, den Alkoholiker zu kontrollieren. Auch das Zuteilen von Alkohol funktioniert nicht. Das hat keinerlei Aussicht auf Erfolg, zerrt an Ihren Nerven und frustriert den Trinker, der dann halt an seine „geheimen" Vorräte geht. Wenn Sie wissen, wo diese stehen: Finger weg. Nicht wegschütten. Denken Sie daran: Alkoholismus ist eine Sucht. Der Trinker wird aggressiv auf solche Maßnahmen reagieren und sich eben neu bevorraten. Er wird seinen Weg zu neuem Stoff finden. So etwas bringt nichts außer Streit und Stress.

Andererseits versorgen Sie den Betroffenen bitte auch nicht mit Alkohol! Wenn er saufen will, dann muss er schon selbst für Nachschub sorgen. Damit unterstreichen Sie sehr klar, dass Sie das Trinkverhalten nicht gutheißen und es auch nicht unterstützen. Alles andere nimmt der Alkoholiker als Zustimmung und meint, ein Freiticket zu haben. Dies ist eine ganz, ganz wichtige Grenze, die Sie bitte nicht überschreiten.

Jetzt kommt starker Tobak: Wenn Ihr Partner betrunken ins Auto steigt, vielleicht, um Nachschub zu holen, rufen Sie die Polizei. Sie kennen den Weg, den Ihr Angehöriger fahren wird, Sie kennen das Nummernschild – tun Sie es. Machen Sie sich klar: Wenn Ihr Angehöriger auf dieser Fahrt sich oder andere zu Schaden bringt oder es gar Tote gibt, dann müssen Sie für den Rest Ihres Lebens damit klarkommen. Wollen Sie das? Zweitens wird dies wohl dann zwangsläufig zum Verlust des Führerscheins führen. Viele Betroffene rüttelt genau das gründlich wach. Ist der Lappen weg, beginnen sie eine Therapie.

Viele Alkoholiker schaffen finanzielle Probleme durch ihre Sucht. Machen Sie immer wieder ruhig darauf aufmerksam. In der Regel wird er sich die Finanzsorgen nämlich fleißig wegtrinken, Ihr Finger in der Wunde ist also genau richtig. Keinesfalls aber helfen Sie mit Geld aus. Das unterstützt ihn in seinem Glauben, ohne Konsequenzen weitersaufen zu können. Außerdem lassen Sie sich so selbst in diesen Teufelskreis mit hineinziehen.

Genauso lügen Sie nicht für den trinkenden Angehörigen oder vertuschen Sie etwas für ihn. Hat er abends zu viel gesoffen und kann morgens nicht zur Arbeit? Sein Ding. Er muss anrufen, er muss das klären und ausbaden. Wenn Sie jetzt für ihn lügen, dann halten sie ihm den Rücken frei und er kann völlig sorgenlos weitertrinken. Das wäre ein ganz, ganz schwerer Fehler. Indem Sie ihm das Management der selbst verschuldeten Miseren überlassen, verschärfen Sie seinen Leidensdruck und erhöhen den Zwang, etwas ändern zu müssen.

Angehöriger oder Co-Abhängiger?

Möglicherweise ist Ihnen ein wenig flau im Magen geworden. Keinen Alkohol besorgen, klare Linien ziehen, den Partner nicht beim Arbeitgeber entschuldigen, die Polizei anrufen. Das klingt für Sie unmöglich. Sie sind möglicherweise schon viel zu sehr zum Unterstützungssystem Ihres trinkenden Angehörigen geworden. Sie fühlen sich ein Stück weit „gebraucht" oder „notwendig", gar „wichtig", wenn Sie Ihren alkoholkranken Partner mit durchs Leben bugsieren.

Dann sollten Sie jetzt mal innehalten und tief Luft holen. Denn dann sind Sie nicht nur Angehöriger, sondern sehr wahrscheinlich ein sogenannte „Co-Abhängiger". Nein, das bedeutet nicht, dass Sie auch trinken. Im Gegenteil. Sie können sogar staubtrocken sein. Sie sind aber trotzdem mit-abhängig. Und zwar von ihrem abhängigen Partner und Ihrer Funktion für ihn. Ob Sie Co-abhängig sind, können Sie anhand einer Checkliste überprüfen. Die finden Sie auf unserer Webseite www.alkohol-ade.com/co

Co-Abhängigkeit hat meistens wiederum eigene Gründe. Sie tun sich einen sehr großen Gefallen, dann selbst Hilfe zu suchen. Denn: Selbst wenn es zum Bruch mit Ihrem jetzigen trinkenden Partner kommt, werden Sie sich höchstwahrscheinlich wieder einen Suchtkranken suchen, quasi mit schlafwandlerischer Sicherheit. Studien haben darüber hinaus gezeigt, dass frisch trockene Alkoholiker, die nach ihrer Therapie zu einem Co-Abhängigen zurückkehren, ein weit höheres Rückfallrisiko haben. Ist ja auch klar – das Entschuldigungs- und Unterstützungssystem bietet dem Alkoholiker wenig Anreiz, seine Trockenheit aufrechtzuerhalten.

Auch für Co-Abhängige gibt es viele Beratungsstellen und Hilfsangebote. Sollten Sie den Verdacht haben, dazuzugehören: Nehmen Sie diese Möglichkeiten wahr. Sie tun sich und Ihrem trinkenden Angehörigen einen Riesengefallen – und schaffen die Voraussetzungen dafür, dass Sie beide wieder eine glückliche Partnerschaft führen können.

Was tun, wenn gar nichts mehr hilft?

Es kann sein, dass sich trotz all Ihrer Bemühungen die Situation weiter verschärft. Dann ist es Zeit für eine Trennungslinie. Das ist bei Freunden oder Verwandten schon nicht leicht, beim Partner verlangt es sehr, sehr viel von Ihnen. Dennoch kann dieser Schritt irgendwann anstehen. Auch rein aus Selbstschutz – Sie können und sollen nicht Ihr Leben einem Alkoholiker opfern. Auch Sie sind dafür geboren, glücklich zu sein.

Die Trennungsdrohung will gut überlegt sein, muss sitzen – und dann schlimmstenfalls auch konsequent durchgezogen werden. Deshalb überlegen Sie sich gut, wann Sie diese Bazooka einsetzen, sie hat nur einen Schuss im Lauf.

Sehr viel Nachdruck bekommt die Trennungsabsicht natürlich, wenn dem trinkenden Angehörigen Post vom Anwalt ins Haus flattert. Weisen Sie aber noch – ein letztes Mal – nachdrücklich darauf hin, dass Sie bei Ihrem Partner bleiben werden, wenn er Hilfe annimmt. Dazu gehört ein Gespräch mit dem Arzt, mit der Suchtberatung etc. Damit sind keine Versprechungen gemeint, sondern konkrete Schritte.

Ändert sich trotzdem nichts, ist es Zeit, entweder selbst auszuziehen oder den Partner vor die Tür zu setzen. Das schmerzt. Holen Sie sich Unterstützung, etwa in einer Selbsthilfegruppe. Seien Sie aber konsequent. Auch in Extremsituationen, die kommen können, aber natürlich nicht müssen.

Hier sind einige Beispiele. Taucht Ihr Partner alkoholisiert vor Ihrer Tür auf – lassen Sie sie zu. Randaliert er, rufen Sie die Polizei. Die Grenze muss halten, sonst geht alles wieder von vorn los. Gleiches gilt für Telefon, Facebook, WhatsApp und Co: blockieren und ignorieren. Nicht mehr reagieren, keine Antworten mehr – auch nicht durch Dritte, die Ihr Angehöriger vielleicht einspannt.

Sie entgehen damit auch dem Psychoterror besoffen geschriebener Nachrichten, bis hin zu Selbstmorddrohungen. Sollte Sie übrigens eine solche doch irgendwie erreichen: nicht anrufen, nicht hinfahren. Rufen Sie die Polizei an, die wird sich kümmern.

Vielleicht trinkt Ihr Partner nach der Trennung sogar mehr als je zuvor. Lassen Sie sich daran keine Schuld einreden: Er sieht es so, weil er einen Grund zum Saufen braucht. Er ist ja verlassen worden, welch besseren Anlass kann es geben, sich nun komplett die Kante zu geben? Vielleicht findet er dann den Weg, den man gemeinhin als letzte Erfolgschance bezeichnet.

Manche Leute müssen erst ganz hart ganz unten aufschlagen, bis sie aufhören wollen. Ich hoffe von Herzen, bei Ihrem Angehörigen ist es anders – darauf vorbereitet sollten Sie insbesondere nach langem, erfolglosem Bemühen aber sein. Wenn es so ist, dann ist es so – lassen Sie ihn gehen und kümmern Sie sich um Ihr eigenes Glück. Das ist weder egoistisch noch kaltherzig. Es ist das einzig Richtige. Allemal für Sie, für gemeinsame Kinder, aber auch deshalb, weil es eventuell der letzte Weckruf für Ihren Partner sein kann.

Unterstützen Sie Ihren trockenen Partner

Nun malen wir aber mal nicht allzu schwarz – und gucken lieber positiv nach vorn. Gehen wir davon aus, Ihr Angehöriger hat die Kurve gekriegt. Er oder sie ist trocken. Auch dann können Sie einiges tun, damit das auch genau so bleibt. Das gilt natürlich vor allem, wenn der Alkoholiker Ihr Lebenspartner ist.

Ganz wichtig: Trinken Sie bitte selbst keinen Alkohol zu Hause und sorgen Sie dafür, dass Ihr Daheim eine alkoholfreie Zone ist. Haben Sie Gäste und bringen diese Alkohol mit, sorgen Sie dafür, dass eventuelle Reste sofort im Ausguss verschwinden, sobald sie die Wohnung verlassen haben. Noch geschlossene Flaschen geben Sie wieder mit.

Noch genialer wäre es, wenn Sie gemeinsam mit Ihrem Partner komplett abstinent leben, also auch auf Partys oder im Restaurant keinen Alkohol trinken. Sie bestärken ihn damit psychologisch ungemein – er ist damit dann nicht der Einzige, der nichts trinkt. Andersherum kann es Ihren Angehörigen triggern, wenn er Sie trinken sieht. Also: Wenn es geht, Finger weg vom Alkohol.

Drängen Sie Ihrem Partner keine Gespräche über seine „nasse Zeit" auf. Schon gar nicht machen Sie ihm irgendwelche Vorwürfe, die sich auf diese Zeit beziehen. Er selbst hadert da noch genug mit sich – das bringt nichts. Setzen Sie auf den Faktor Zeit: Wenn es Sie interessiert, wie Ihr Partner damals fühlte, haben Sie Geduld. Irgendwann wird er oder sie anfangen zu erzählen. Das ist normal, braucht aber ein Weilchen.

Was Sie hingegen nicht tolerieren müssen und was Ihnen durchaus mal eine Bemerkung wert sein kann, ist ein sogenanntes nasses Verhalten. Damit bezeichnen Profis Verhaltensweisen, die noch sehr typisch für Alkoholiker sind, manche behalten diese auch trocken noch bei.

Ganz vorn steht da das Selbstmitleid, eine permanente Opferrolle, die feste Überzeugung, alle seien am eigenen Unglück schuld, nur der Alkoholiker selbst nicht. Nasses Verhalten bezeichnet aber auch, wenn ein trockener Trinker wieder in Verhaltensmuster zurückfällt, die ihn früher klassischerweise zum Glas greifen ließen. Wenn Sie also merken, dass Ihr frisch trockener Partner beispielsweise wieder weit über seine Belastungsgrenzen geht, beruflich oder privat, sich zu viel aufhalst oder sich in irgendeiner anderen Form nicht guttut („er ist nicht achtsam"), dann machen Sie ihn liebevoll darauf aufmerksam. Genauso liebevoll können Sie ihn auf seine Opferrolle hinweisen: „Schatz, wir haben es doch selbst in der Hand. Lass uns das und das ändern ..."

Zum Abschluss: Denken Sie bitte nicht, der Himmel hinge voller Geigen, sobald Ihr Angehöriger nur den Alkohol sein lässt. Da kommt auf ihn wie auch auf Sie und die Partnerschaft noch reichlich Arbeit zu. Erwarten Sie also bitte nicht zu viel für die erste Zeit. Sie haben nicht sofort Ihren alten Partner wieder, in den Sie sich vor Jahren verliebten, als er oder sie noch nicht trank.

Über die Autoren

Dieses Buch haben geschrieben:

- ⇨ Ein Arzt
- ⇨ Ein Krankenpfleger
- ⇨ zwei Wissenschafts- und Medizinjournalisten mit je 30, also ingesamt 60 Jahren Berufserfahrung
- ⇨ ein Autor medizinischer Fach- und Lehrbücher
- ⇨ eine Bestsellerautorin für Gesundheitsratgeber
- ⇨ zwei Nährstoff-Experten, gemeinsamer Themenschwerpunkt seit 25 Jahren
- ⇨ eine Alkoholikerin
- ⇨ ein Angehöriger

oder kurz:

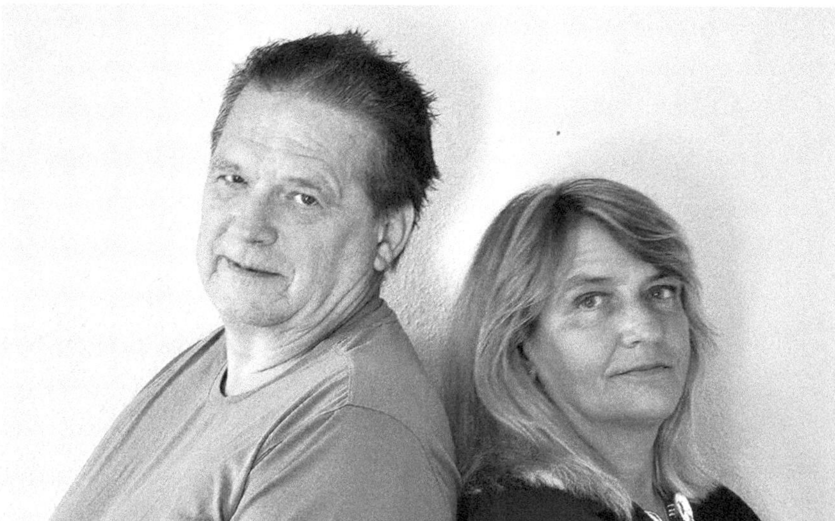

Dr. med. Bernd Guzek und Gaby Guzek

Rauschliebe – Ein Roman über eine große Liebe,
die an Alkohol, Co-Abhängigkeit und Besessenheit zerschellt.

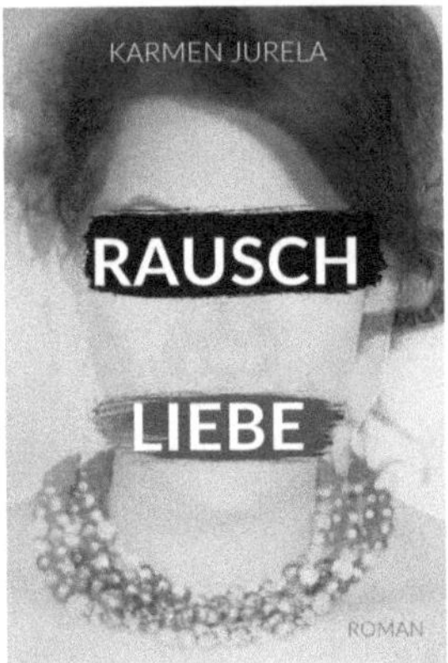

Wird die große Liebe zu einem Strudel aus Alkoholsucht, Gewalt, Lügen und Chaos, würden sich die meisten Menschen einfach trennen. Nicht jedoch Stella. Sie braucht Jahre, den Wahnsinn ihrer Rauschliebe zum alkoholabhängigen Pavlos zu durchbrechen.

Stella ist 15, als sie sich auf den ersten Blick in Pavlos verliebt. 20 Jahre lang begegnen sich die beiden immer wieder, aber erst im Berlin der Weltfinanzkrise werden sie ein Paar. Beide sind mittlerweile erfolgreiche Mediziner, ihrem Glück scheint nichts im Weg zu stehen.

Doch schleichend vergiftet Pavlos' heimliche Alkoholsucht die Beziehung. Stella sieht die immer deutlicheren Zeichen an der Wand, will sie aber nicht wahrhaben, hält unerschütterlich an ihrer großen Liebe fest. Sie tut alles, um die Fassade nicht einstürzen zu lassen, hinter der Gewaltexzesse, Betrug, Lügen, Wut und Verzweiflung toben. Dennoch trennt sie nicht.

Stella ist co-abhängig.

Während Pavlos immer weiter im Alkohol versinkt, muss sie sich von ihren eigenen Obsessionen befreien, um wieder zu sich selbst zu finden.

Es ist die Geschichte einer großen und unkonventionellen Liebe, die Geschichte eines schmerzvollen Weges aus der Co-Abhängigkeit.

Es ist die Geschichte einer Befreiung.

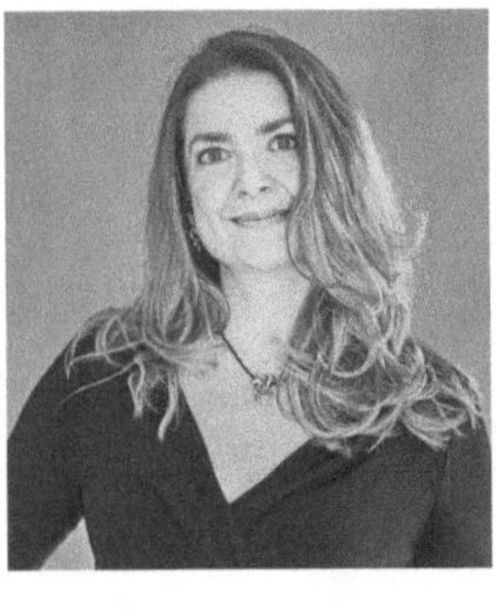

Über die Autorin

Karmen Jurela, Jahrgang 1974, lebt und arbeitet in Berlin.

Sie ist Zahnärztin in eigener Gemeinschaftspraxis, Life-Coach in eigener Praxis, Autorin und Bloggerin.

www.jurela.de